JN083442

家族の声・専門家の体験から学ぶ

小児緩和ケア児と家族支援のヒント

岡崎伸・合田友美・西田千夏●編著

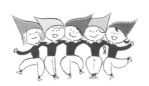

大和出版

Contents 🍃

イラスト●さいとうあずみ
本文デザイン●酒井一恵
校正●渡邉郁夫
編集協力●オフィス201（小川ましろ）

I　はじめに

❶ 本書を執筆するにあたって ·················岡崎 伸（医師）

「小児緩和ケア児」は聞き慣れない言葉かもしれません。重い病気や障がいのため、生命が脅かされる状態の子どものことを指します。医療技術が進む現代においても、神経難病、小児がん、重い腎臓の病気を患っている子ども、心身の機能に障がいがあり、生活上で医療機器やケアを必要とする医療的ケア児などの中に、このような状態の子どもたちがいます。命のリスクが高いと聞くと、ずっと入院していると思われがちですが、早期退院が強く推奨される昨今では、自宅で家族と暮らしている子どもたちが大勢います。

2022年日本小児科学会は「医療における子ども憲章【図1】（P4）」で、「病気や障がいに関係なくすべての子どもが人として大切にされ、その子らしく生きる権利」「病気の時も遊んだり勉強したりする権利」を始めとした11の権利を掲げています。私たちは、小児緩和ケア児が毎日をその子らしく過ごし、その子らしい人生を送ることを支援する必要があります。

●小児緩和ケア児と家族の生の声を届けたい

ところが現在、支援は十分とは言えません。その理由のひとつに、多くの方にとって小児緩和ケア児やその家族が遠い存在だということがあります。じかに会い、話をする機会が少ないためです。本書では、みなさんに小児緩和ケア児と家族の生の声を届けられるようにしました。読み終えた後には小児緩和ケア児と家族を、少し身近に感じてもらえればと思っています。

支援不足の理由のもうひとつに、「小児緩和ケア児は、病院や医療者が支援すればいい」と思われがちだという点が挙げられます。医療関係者は治療を担当することはできても、その子がその子らしく生きるためのサポートを十分にはできません。小児緩和ケア児は社会のさまざまな方で力をあわせて育てていく必要があります。子どもと家族を中心に、いろいろな立場の方が集まり、関係者同士で連携することが大切なのです。私は、病気の遊びボランティアもしていますが、活動仲間にはガッツのあるラグビー関係者がたくさんいます。ラグビーに例えるなら、どんなにすごい選手を集めても連携なくしては勝つことができないのと同じです。小児緩和ケアにおいても "All for One" をモットーにすることが成功のカギかもしれないと思っています。

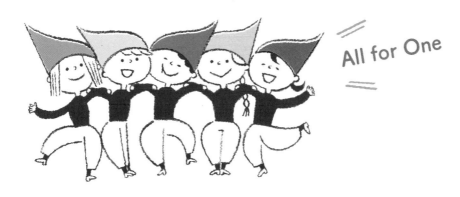

All for One

【図1】医療における子ども憲章（一部引用改変）

1 人として大切にされ、自分らしく生きる権利

病気や障がい、年齢に関係なく、人として大切にされ、あなたらしく生きる権利をもつ。

2 子どもにとって一番よいこと（子どもの最善の利益）を考えてもらう権利

医療の場であなたに関係することが決められる時、すべてにおいて、周囲の大人にそれが「あなたにとってもっともよいことか」を第一に考えてもらえる権利をもつ。

3 安心・安全な環境で生活する権利

あなたはいつでも自分らしく健やかでいられるように、安心・安全な環境で生活できるよう支えられる権利をもつ。もしあなたが病気になった時には、安心・安全な場でできるだけ不安のないようなやり方で医療ケア（心や体の健康のために必要なお世話）を受けられる。

4 病院などで親や大切な人と一緒にいる権利

医療を受ける時、お父さん、お母さん、またはそれに代わる人とできる限り一緒にいることができる。

5 必要なことを教えてもらい、自分の気持ち・希望・意見を伝える権利

自分の健康を守るためのすべての情報について、あなたに分かりやすい方法で、説明を受ける権利をもつ。そして、あなた自身の方法で、自分の意思や意見を伝える権利をもち、できるだけその気持ち・希望・意見の通りにできるように努力してもらえる。

6 希望通りにならなかった時に理由を説明してもらう権利

あなたの気持ち・希望・意見の通りにならない場合は、なぜそうなったのか分かりやすい説明を受けたり、その理由が納得できない時は、さらに意見を伝えたりする機会がある。

7 差別されず、心や体を傷つけられない権利

病気や障がい、その他あらゆる面において差別されることなく、あなたの心や体を傷つけるあらゆる行為から守られる。

8 自分のことを勝手に誰かに言われない権利

体や病気のことは、あなたにとって大切な情報であり、あなたのもの。あなたらしく生活をすることを守るために、これらに関することが、他の人に伝わらないように守られる。誰かがあなたの体や病気、障がいのことを他の人に伝える必要がある時には、その理由とともに伝えてもよいかをあなたに確認する。

9 病気の時も遊んだり勉強したりする権利

病気や障がいの有無にかかわらず、そして入院中や災害などを含むどんな時も、年齢や症状などにあった遊ぶ権利と学ぶ権利をもち、あなたらしく生活することができる。

10 訓練を受けた専門的なスタッフから治療とケアを受ける権利

必要な訓練を受け、技術を身につけたスタッフによって医療やケア（気配り、世話など）を受ける権利をもつ。

11 今だけではなく将来も続けて医療やケアを受ける権利

継続的な医療やケア（気配り、世話など）を受けることができる。また日々の生活の中でさまざまな立場の大人に支えてもらう権利をもつ。

出典：「医療における子ども憲章」公益社団法人日本小児科学会、2022年3月
URL　https://www.jpeds.or.jp/modules/guidelines/index.php?content_id=143

　本書ではさまざまな立場の方たちに、普段の支援の実際やヒントについて執筆していただきました。その際、「家族」と「専門家」という２方向のテーマで寄稿していただいています。"がん以外の疾患のある小児緩和ケア児"を対象とした「小児緩和ケア児に関する研究（下）」を基礎としているため、紹介事例はそのようなお子さんのものが中心です。ただ、内容は病気や障がいがある子ども（欧米のチャリティ団体やボランティアたちはこうした子どもたちをスペシャルキッズと呼ぶことがある）に共通することも多いと考えられています。

　本書が、小児緩和ケア児と家族の、明日からの支援のヒントとなれば幸いです。そして、「生きる体験（P11）」への支援が当たり前のこととなり、小児緩和ケア児と家族が、自分らしく過ごせる社会に近づいていければと願っています。

❷ 本書の出版のきっかけとなった 科学研究費助成事業について ・・・・・・・・・・・・・・・・ 合田友美（大学教員、看護師）

　わが国において、小児がんや心疾患などの重い病気で治療を継続している子どもたちは14万人以上、医療的ケアが必要な子どもたちは約２万人いると報告されています。多くの子どもと家族の社会的孤立を防ぎ、その生活を支える仕組みづくりが喫緊の課題となっています。

　そこで、編著者である岡崎らは、小児緩和ケア児を生み育てる家族の語りから、「生きる体験（P11）」とその体験に含まれる"要素"を明らかにし、支援策を探るための一助としたいと考え、研究に取り組みました。

　調査を実施したのは、2020年10〜12月です。研究協力者の小児科医から、小児緩和ケア児10名の家族を紹介してもらい、インタビューを行いました。母親の語りの内容から、支援ニーズとその背景や要素を示す言葉を抽出し、抽象化したうえでラベリングしてパターンを見出す作業（コード化）を行いました。そして、コード間の関係や意味、内容の類似性について検討し、17のカテゴリーを抽出しました【表1】。

【表1】 小児緩和ケア児の家族の語りから得られる17のカテゴリー

1. 一般的な子どもの生活との違いの大きさ	8. 医療的ケアと介護をくり返す日常
2. 生きる見通し	9. 普段できない（非日常の）体験
3. 個性・病状を踏まえた成長への願い	10. 子どもとの思い出づくり
4. 在宅支援による生活や成長（発達）への支え	11. 入院期間中の「生きる体験」
5. 支援者（保育士・保健師・看護師・医師・支援員など）による生きる体験への関与	12. 病気に対する認識
	13. 幼稚園・学校の受け入れ体制の不足
6. 情報を得るための労力（行政・役所・届け・申請など）	14. 家族とともに生きる
	15. 子どもと家族にとって当たり前の生活
7. 他の子どもや保護者から受け入れられること	16. 社会に果たせる役割
	17. きょうだいの育ち

本書の背景について

- ●本書は、2019～2022年度の文部科学省科学研究、挑戦的萌芽（岡崎班）において、「小児緩和ケア児の『生きる体験』を支える支援者用ガイドブックの開発」として行った研究成果として著している。
- ●本書は居宅訪問型児童発達支援制度を利用されている「子どもの緩和ケア」の対象と考えられる児の母親に実際の「生きる体験」の言葉を語ってもらい、今まで明確にされていなかったその内容を、各方面の最前線で活躍される専門職の方たちと時間をかけて吟味して、今後「子どもの緩和ケア」対象児の担当となる各方面の支援者が、その子たちの「生きる体験」を支えるためにどのように対応していくべきかをピックアップしてブックレットにまとめたものである。
- ●本書作成の予算はすべて文部科学省科学研究費から算出されている。

❸ 執筆者のチームについて ・・・・・・・・・・・・・・・・・・・・・ 合田友美（大学教員、看護師）

　小児緩和ケア児とその家族に対する支援は、各関係機関の連携や協働が不可欠です。そのため、本書は、医療、福祉、教育の各専門職で構成されたメンバーが執筆をしました。小児緩和ケア児を支援する医師、看護師、理学療法士、介護福祉士、臨床心理士、保育士、教員、音楽療法士などの多彩なメンバーが、小児緩和ケア児の家族の語りから受けとった気づきや学びをもとに、自身の実践を踏まえたメッセージを丁寧に書き起こしています。

　本書を手に取ってくださる皆様に、ご自身の立場とその枠を超えてさまざまな視点から支援のあり方を探るヒントを見つけ、各役割の理解の広がりを感じていただければと願っています。

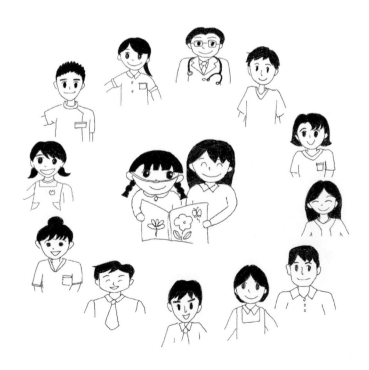

❹ 本書で用いる言葉について ・・・・・・・・・・・・・・・・・・・・・・・・・・・・・岡崎 伸（医師）

以下、本書で用いる専門的な言葉を簡単に解説します。

小児緩和ケア

小児緩和ケアの定義として、A guide to the development of children's palliative care services, ACT/RCPCH（2003）の下記の文章がよく引用されています。

1）生命を脅かす疾患のある子どものための緩和ケアとは、身体的、精神的、社会的、スピリチュアルな要素を含む積極的かつ全人的な取り組みである。

2）それは子どもの QOL の向上と家族のサポートに焦点をあて、苦痛を与える症状の管理、レスパイトケア、終末期のケア、死別後のケアの提供を含むものである。

1　生命を脅かす疾患とは何か

ひとつ目の要点は、小児緩和ケアの対象とされる「生命を脅かす疾患のある子ども」の定義についてです。「生命を脅かす疾患のある子ども」という聞き慣れない表現は、終末期の子どもや、余命が限られていることが明確な子どもを指しているだけでなく、およそ 1 年間に小児緩和ケア児の 10％、また 20 歳になる前に半分程度が亡くなるほど、生命にリスクがある子どもだと解釈されています。リスクが 1 年に 10％か、20 歳前に 50％かといった明確な線引きは難しいため、「亡くなるリスクがある一定程度高いことを、医療者が認めている」と緩やかに解釈することができます。また本人や家族がそのリスクの高さについて苦痛を感じる場合にも、小児緩和ケアの対象としてもよいのだと思います。

このような解釈に基づき英国で大規模研究が行われました。その結果「生命を脅かす疾患のある子ども」には、がんはもとより、非がん疾患がある子どもの占める割合が高いことが示されています。この研究において、小児緩和ケア児は 1 万人に 8 〜 10 人、つまり約千人に 1 人の割合と頻度が低いことも示されています【図 2】（P 8）。

小児緩和ケアの病気の頻度が低いため、例えば教師が 1 年に関わる子どもの数を考慮すると、支援対象に遭遇する機会は低いと考えられます。言い換えれば、支援者に支援の経験が蓄積しにくいということです【図 3】（P 8）。

こういった支援が一般にまで広がるためには、支援者になる可能性がある人たちに、普段から小児緩和ケアの対象者の存在と、その適切なケアのあり方を啓発しておく必要があります。さらに実際に担当になった支援者に、これまで支援を経験してきた人たちが知識や経験を引き継ぎ、その人を支援できる "体制づくり" が求められていると言えます。一方で、支援者がより豊かな知識や経験を積み重ねていけるように、本書のような当事者研究を通じて、小児緩和ケア児やその家族の体験を記録・整理していくことも必要だと考えています。

2　総合力を結集した学際的ケア

ふたつ目は、小児緩和ケアを実践する際の連携についてです。

小児緩和ケアの実践では、「身体的、精神的、社会的、スピリチュアルな要素を含む積極的かつ全人的な取り組み（トータルケア・P9）であること」「子どもの QOL（生活の質）の向上と家族のサポートに焦点をあてること」が柱となります。

　これは、小児緩和ケア児が通う専門病院の医療者が担当できる範囲をはるかにこえています。教育関係者・福祉関係者・在宅医療関係者、さらにはチャリティー活動やボランティアの力をあわせてこそ、トータルケアは実践可能なのです。

　こういった連携をとったサポートは、子どもと家族中心のケア、学際的ケア、あるいは多職種ケアと言われます（P11）。小児緩和ケアの実行のためには、みんなが力を出せるように連携を調整する必要があります。本書の家族の声や希望をもとにしたケアを行うことが重要です。

3　苦痛に対するさまざまなサポート

「苦痛を与える症状の管理、レスパイトケア、終末期のケア、死別後のケアの提供を含むもの」としています。終末期のケア（ターミナルケア、エンドオブライフケア）、死別後のケア（ビリーブメントケア、レスパイトケア）については、余命が限られた状態の子どもが対象となります。レスパイトケアとは、一時的に苦痛から離れて休息することを意味します。小児緩和ケアでは、ターミナル期におけるレスパイトと、長期間続く医療的ケア等の在宅でのケアのレスパイトとがあります。

　苦痛を与える症状の管理については、身体的な苦痛のみではなく、4側面あるとされている全人的苦痛をすべて対象として全人的ケアを行います【図4】。

　小児緩和ケアにおいては、子ども・保護者・きょうだいそれぞれを主人公にしたケアが必要で、それらが立体的に交差しながら存在します。本書では研究協力者とともに、より具体的な新しい分類を模索してみました。

【図2】
生命を脅かす病気の種類（英国）

右記の病気の有病率は1000人あたり約1人。1年間に10%が死亡する。

出典：The BIG Study for Life-limited Children and their Families 2013

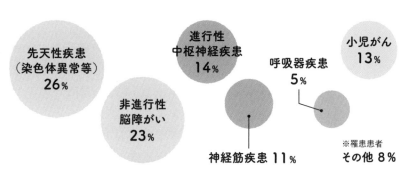

先天性疾患（染色体異常等）26%
非進行性脳障がい 23%
進行性中枢神経疾患 14%
神経筋疾患 11%
呼吸器疾患 5%
小児がん 13%
※罹患患者 その他 8%

【図3】
わが国の子ども全体における病気の出現比率

出典：総務省のデータ（2022年5月）をもとに岡崎 伸作成

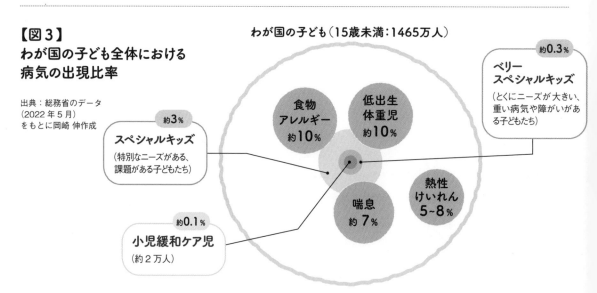

わが国の子ども（15歳未満：1465万人）

ベリースペシャルキッズ 約0.3%
（とくにニーズが大きい、重い病気や障がいがある子どもたち）

スペシャルキッズ 約3%
（特別なニーズがある、課題がある子どもたち）

食物アレルギー 約10%
低出生体重児 約10%
喘息 約7%
熱性けいれん 5〜8%

小児緩和ケア児 約0.1%
（約2万人）

　また、小児緩和ケア児と家族は時に大きな治療選択をしていかなければなりません。この時の本人の意思決定、もしくは本人が意思決定できない時、代理で家族が意思決定を行うこと（代理意思決定）を支援するという意味も含まれます。

　小児緩和ケアは「子どもの最善の利益を考えて動いていく」という考え、そして子どもおよび家族の各々が自分の人生の主人公となり、その人らしく生きていけるようにも考慮しながら、その思いが決められるように寄り添うことが大切とされます。

・WHO（世界保健機関）の小児緩和ケアの定義

　小児緩和ケアについて、WHO は以下のように定義しています。

WHO による「小児緩和ケア」の定義（1998 年）

● 子どもの緩和ケアとは、子どもの体、心、精神を積極的にトータルケアすることであり、家族を支援することも含まれます。

● それは病気が診断された時に始まり、子どもが病気に向けられた治療を受けているかどうかに関係なく続きます。

● 医療提供者は、子どもの身体的、心理的、社会的苦痛を評価し、緩和する必要があります。

● 効果的な緩和ケアには、家族を含み、利用可能な地域資源を利用する幅広い学際的アプローチが必要です。リソースが限られている場合でも、常に実装できます。

● 三次医療施設、地域保健センター、さらには住み慣れた家でも提供できます。

【図4】 全人的苦痛を対象とした全人的ケア

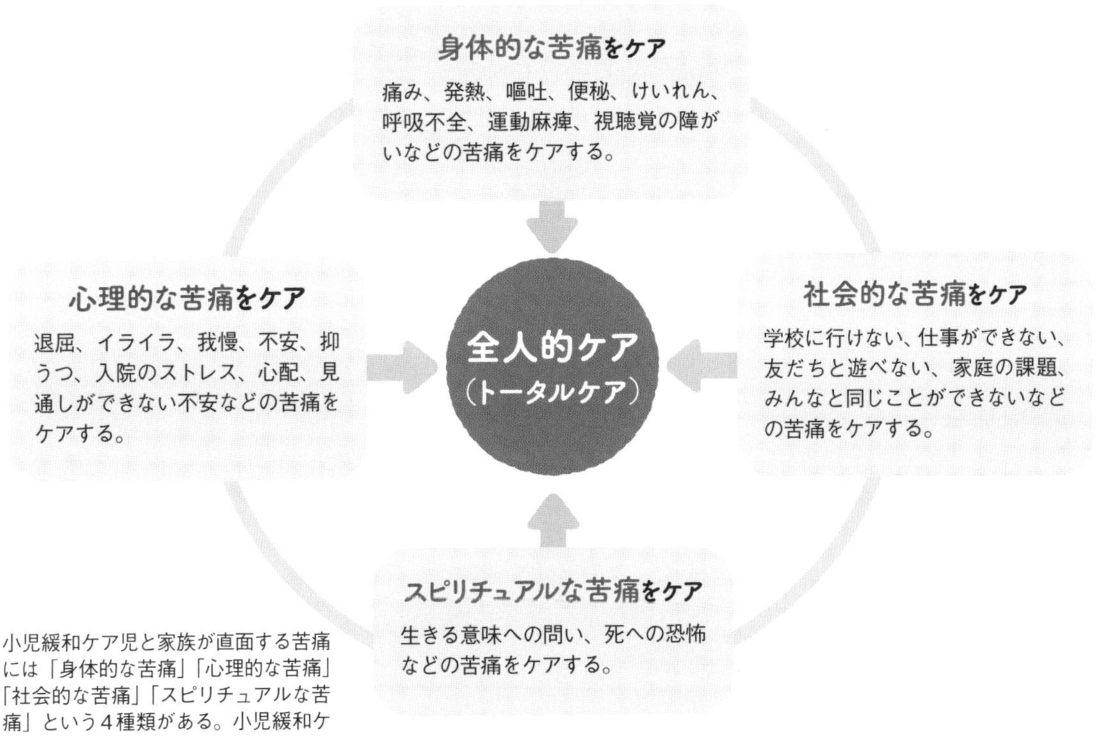

身体的な苦痛をケア
痛み、発熱、嘔吐、便秘、けいれん、呼吸不全、運動麻痺、視聴覚の障がいなどの苦痛をケアする。

心理的な苦痛をケア
退屈、イライラ、我慢、不安、抑うつ、入院のストレス、心配、見通しができない不安などの苦痛をケアする。

全人的ケア（トータルケア）

社会的な苦痛をケア
学校に行けない、仕事ができない、友だちと遊べない、家庭の課題、みんなと同じことができないなどの苦痛をケアする。

スピリチュアルな苦痛をケア
生きる意味への問い、死への恐怖などの苦痛をケアする。

小児緩和ケア児と家族が直面する苦痛には「身体的な苦痛」「心理的な苦痛」「社会的な苦痛」「スピリチュアルな苦痛」という4種類がある。小児緩和ケアでは、この4つの苦痛をトータルにサポートする全人的ケアが求められる。

前述の小児緩和ケアの定義（P7）とも重なりますが、WHOではリソースが限られている場合にも、常に実装でき、専門病院だけでなく住み慣れた家でも提供できることが明記されている点が注目されます。

「小児緩和ケア」について認識していただいた方々には、周りの方にも伝えるなど、啓発に協力していただければ、小児緩和ケア児と家族へのケアがより広がります。

小児緩和ケア児

小児緩和ケア児は小児緩和ケアの対象となる子どものことを呼ぶ造語です。研究に用いた「小児緩和ケア児」の判定について、定義にあいまいさがあるため、研究においては、何らかの基準が必要でした。そこで厚生労働省による「居宅訪問型児童発達支援の対象」を基準としました。

居宅訪問型児童発達支援

居宅訪問型児童発達支援とは、障害児通所支援を利用するために外出することが著しく困難な障がい児に対して、訪問支援員が居宅を訪問して行う発達支援のことです。

医療分野での、重い病気や障がいをもつ子どもに対する支援は、訪問診療や訪問看護、訪問リハビリ等、就学児に対する特別支援学校における訪問教育など充実しています。新生児医療の発達と、医療施策による早期退院の促進にともない、支援が充実し、重い病気や障がいがあって外出できない子どもでもその地域で暮らせるようになっているのです。

しかし、福祉の分野では依然として、発達支援は外出できる子どもを前提としていました。

平成24（2012）年には、児童福祉法が改正され、障害児通所支援として未就学児を対象とした児童発達支援と、就学児を対象とした放課後等デイサービスが創設されています。

一般的には、子どもの成長にとって、複数の児童が集まる通所による支援が望ましいと考えられ、通所支援の充実が図られ、これらの事業所数も利用者も毎年増加しています。しかし、必要としている子どもに、支援が行き届いていないことが課題として浮かび上がっていました。

そこで、平成30（2018）年4月より障害児通所支援を利用するために、外出することが著しく困難な障がい児に対して、訪問支援員が居宅を訪問して発達支援を行う居宅訪問型児童発達支援が新設されました【表2】。

【表2】居宅訪問型児童発達支援の概要

年齢	0～18歳に達するまで
状態	・重度の障がい　例）身体障害者手帳1・2級相当、療養手帳重度相当、精神障害者保健福祉手帳1級相当 ・人工呼吸器を装着している状態、その他の日常生活を営むために医療を要する状態 ・感染症にかかった場合に重症化するリスクが高い　例）重症の先天性免疫不全症、肺疾患、心疾患
支援内容	・障がい児の居宅を訪問し、障がい特性に応じた障がい児の成長を促すための個別支援
支援頻度	・月10日（週2日を目安）
その他	・障がい児相談支援事業所における障がい児支援利用援助等の利用必須 ・医師の診断書や児童相談所の意見書など客観的な評価必要

出典：厚生労働省HPの内容をもとに麻生が作成

生きる体験

　小児緩和ケア児は、生命が脅かされる状態にあります。終末期の状態にある子もいますが、たとえどのような状態であっても、その子らしい時間をもてること、そして成長（発達）に向けた体験を積み上げることが重要なことは言うまでもありません。

　当初は、このような子どもにとっての時間を総体的に「生きる体験」と考えられることを仮説としました。しかし家族の聞きとりを進める中で、小児緩和ケア児にとってどのようなことが具体的な経験としての「生きる体験」に含まれるのか、家族の言葉からまとめることも含めて研究目的としました。

　結果は本文中に見られる通り、家族は、入院し治療することも、将来を悩むことも、日常も非日常もすべてを「生きる体験」だと表現しています。研究者一同、当事者家族から小児緩和ケア児の生というものを教えられた気持ちになりました。

多職種ケアと学際的ケア

　同じ目的に向かってさまざまな学術または関係者が連携する形でのケアのことを言います。「多職種ケア」は専門的な介入を中心に意図した言葉です。

　それとは対照的に、「学際的ケア」は専門職以外の一般の市民や子ども、家族を含んだ関係者すべてを含むことを強調しています。また、職種の垣根を低くして交じりあう部分（重複部分）を大切にしています。例えばその場に遊びの専門職がいなければ、医師や看護師の誰かが進んで遊びの係を担当するということも含みます【表3】。

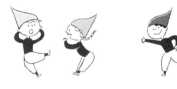

【表3】　多職種ケアと学際的ケア

Multidisciplinary（多職種）teams	Interdisciplinary（学際的）teams
ケアのために、専門職がそれぞれの専門性を生かして関わる。カンファレンスや文書で、役割分担することで連携する。	ケアのために、専門職はもとより、友人、隣人、同じ病気の人などさまざまな人が関わる。本人や家族も入る。役割分担は時にあいまいでもあり、子どもと家族のニーズで足りないところは、補いあいながら連携する。

出典：Ferrell, Betty; Nessa Coyle(2006).*Textbook of Palliative Nursing*(2ed.).Oxford University Press US,p.35　岡崎 伸訳

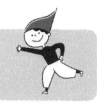

Ⅱ　家族が語ってくれたこと

❶ 調査・分析にあたって ・・・・・・・・・・・・・・・・・・・・・・・・ 西田千夏（大学教員、看護師）

　小児緩和ケア児10名の家族に対するインタビュー調査の分析から抽出された17のカテゴリー（P5）を、「子どもへの直接対応」「子どもへの間接的対応」「家族（親・きょうだい）への対応」の3つに分類しました。本章では分類されたタイトルそれぞれの意味を冒頭に述べたうえで、家族の語りから得られた事実をもとに、分類されたタイトルについて解説しています。もちろん、母親が感じている「生きる体験」は明確に3つに分類されるものではなく、3つが相互に影響しあうものです。しかし、この分類によって支援の視点が理解しやすいと考えています。

　今回の調査でご協力いただいた10名の小児緩和ケア児の家族の背景は【図5】に示します。

❷ 子どもへの直接対応 ・・・・・・・・・・・・・・・・・・・・・・・・・・・・・・ 岡崎 伸（医師）

　子どもに支援者が直接応対して行う支援は、もっとも一般的だと思われます。

　本項では、特徴的な項目ごとに声をひろいまとめています。

❷-1 個性・病状を踏まえた成長（発達）への願い

「子どもへの直接対応」の中でもっとも多く語られたのは、「個性・病状を踏まえた成長への願い」です。正確には「成長」は体が大きくなることを、「発達」が機能を獲得することを指します。しかし、家族が語る「成長」という言葉は、子どもの「発達」の意味あいを多く含むと考えて文中は成長（発達）と表記しています。

●成長（発達）への期待と願い

◯「歌を自分で歌えるようになった。」

◯「笑わない子だと思っていたのに笑えるようになった。」

◯「遊びで成長・コップにボールを入れられるようになった。」

◯「音楽を聞かせてもらったら目があいた（普段あかない）。」

◯「子ども同士の関わりから成長を実感した。」

◯「学校で友だちと過ごすことによって子どもに変化が感じられた。」

◯「まさかそこまで、この子が感じることができるとは！」

解説の中にある◯は家族の言葉です。

　このように、わが子の成長（発達）を発見した際の言葉が多く聞かれました。

　小児緩和ケア児の家族と接する際は、家族がわが子の成長（発達）に切なる期待を抱いていることを、常に認識することが重要です。こうした期待のために、家族は子どものささいな反応をも見逃しません。障がいの程度が重いほど余計に、反応を敏感に感じとることができるのかもしれません。

【図5】調査に協力してくださったご家族

 小学生の女児の母親

18トリソミーという稀な疾患のある女児（現在は中学生）の母親。女児に医療的ケア（在宅酸素）が必要なため、地域の小学校・中学校への通学に毎日つき添っている。

 幼児期の女児の母親

ドラベ症候群という稀な疾患のある女児の母親。けいれんの発作が起きると長時間続き、薬も十分効かない疾患なので、常に発作に気を配る生活を送っている。

 幼児期の男児の母親

ドラベ症候群のある男児の母親。男児は伝い歩きが可能で独歩の練習中。この疾患は、体温が上がるとけいれんが生じやすくなるので、運動後はとくに注意が必要。

 幼児期の男児の母親

稀な神経系疾患のある子ども3人の母親。自発呼吸、筋緊張が弱く、運動面と知的面の発達の遅れなどが見られる。

 小学校低学年男児の母親

乳児期に低酸素脳症となり、重度の心身障がいと医療的ケア（気管切開、人工呼吸器管理、胃ろう）が必要な男児の母親。体温の自己調節が難しく低体温に注意が必要。

 幼児期の男児の母親

乳児期から発達が遅れ出し、退行している男児の母親。男児にはけいれん、免疫の弱さ、呼吸不全があり、医療的ケア（気管切開、人工呼吸器、胃ろう）が必要。何らかの神経難病（希少疾患）の可能性が高いが、現在は検査で診断できない。

 高校生男児の母親と父親

ペリツェウス・メルツバッハー症候群という稀な疾患のある男児の両親。男児には重度の心身障がいがある。病状が進行し呼吸と栄養摂取が困難。往診医や訪問看護師とともに、訪問教育と居宅訪問型児童発達支援が関わることで、最期の時間を多くの人とともに過ごした。

 幼児期の女児の母親

周産期に低酸素脳症となり、重度の心身障がいがあり、医療的ケア（経管栄養）が必要な女児の母親。女児はWest症候群という稀な疾患（てんかん症候群）もある。1歳で小児を専門としている訪問診療と訪問看護に出会い、在宅で過ごしている。

 小学生男児の母親

ファロー四徴症（生まれつきの心臓の病気）のある男児の母親。男児は幼少期の大手術後も、運動すると酸素が必要になり、再度大手術が必要。感染症で危険な状態になるリスクがあり、長く通学を控えている。

 幼児期の女児の母親

拡張型心筋症を患い、大手術を受けた女児の母親。女児は感染症になると呼吸と循環器が悪化する。子どもらしい時間を確保するために居宅訪問型児童発達支援の訪問を受け、楽しい時間を積み重ねている。

◯「会話ができるようになってほしい。」

◯「どんな状態の子どもでも日常的に感情を表し、その中に楽しさが存在していてほしい。」

◯「その子なりの成長（発達）にあわせた支援（この回答者の場合は経口摂取）をしてほしい。」

◯「家族だけではできない年齢相応の体験を、充実したものにさせてあげたい。」

　上記のような言葉も多く聞かれました。子どもの成長（発達）を発見する以前に、家族がこうした願いを長い時間抱きながら子どもを見守り続けていることを認識することが大切です。

　遊んでいる中で、成長（発達）の実感が見られることを忘れてはいけません。

◯「遊んでいる時が、いきいきとしていると思える瞬間。」

◯「（遊びなどを）きっかけにして成長が引き出される。」

◯「子どもの状態に応じた遊びへの支援が大切。」

　保育学では、遊びが子どもの発達を促す可能性を示唆する報告が散見されます（保育学研究第45巻：2007年など）。今回お聞きした家族の声からも、遊びの中でできることが増えている、つまりは発達が引き出されたという実感をもっていることが確認されます。これは、どの子どもにも遊びが必要だと示唆する貴重な声です。

◯「子ども同士の交流も求めたい。」

◯「子ども同士の世界を保障する大切さ。」

◯「子どもらしく過ごす時間の充実。」

「遊び」が楽しさを増やし、成長の可能性を高める（発達を引き出す）だけでなく、同世代の子どもとの交流や、その子らしい時間の提供の意味を含んでいるのではないかと思われます。

●目指すべき成長（発達）支援の連携の姿

　家族の声から、子どもにとって成長（発達）という要素はとても大切だと再認識しました。「ホスピス・緩和ケア白書2019」（公益財団法人日本ホスピス・緩和ケア研究振興財団）の小児緩和ケアの項において、次のように述べています。非がん疾患の小児緩和ケアにおいて、「小児緩和ケアの対象の最大の特徴は、身体的にも心理的にも、そして社会的にも発達の過程にあることである」「病院だけでなく、学校や放課後の生活を支援してくれる場所や療育施設、その他ボランティアやNPOなどを含めた多職種チームで関わることで、子どもの遊び、学び、生活の体験が広がるような支援が重要となる」。

　小児緩和ケア児など自身や家庭の努力だけでは遊ぶことができない場合は、支援が必要です。居宅訪問型児童発達支援事業のような取り組みや、チャリティー活動の広がりも望まれます。

　しかし、上記の記述のような、支援活動や連携が広がることは、一朝一夕では困難です。小児緩和ケアに関係する人たちが、今回のような調査で連携の重要性を再認識し、活動を行っていくことで、充実した支援と連携が達成できるのではないかと考えています。

❷-2 在宅での生活や成長（発達）を支援すること

　前項で触れた、成長（発達）への願いを叶えるには、支援が大切です。早期退院を促される現状で、病院より在宅で過ごす時間が長い子どもたちのために、在宅での生活や成長（発達）を支援する「居宅訪問型児童発達支援（P10）」が2020年4月に誕生しました。支援の対象は、「感染により体調が容易に悪化し外出が困難な子ども」と「医療的ケアがあるなど医療依存度が高い

子ども」またはそれに準じる状態とされ、小児緩和ケア児が該当します。

　在宅でそのような子どもを介護する家族は、医療的ケアの手技に時間を費やしており、さらに日常生活（食事、入浴、着替え、排泄、移動など）の支援が必要なことが少なくありません。一般的には病状や障がいが重いほど、介護には時間と労力がかかります。

　そのような子どもは体調の変化が激しく、喀痰貯留や誤嚥で呼吸不全となったり、けいれんしたりなどで生命のリスクが高い状態に陥ることがあります。常に注意を払い、体調の変化に素早く対応し、時には救急車を呼んで病院に連れて行かなければなりません。まさに24時間365日働いている状態です。介護は年単位で長期間におよぶため、家族の体力と気力が心配されます。

　筆者は、2001年と2009年の日本小児科学会総会で「小児緩和ケアの観点で見た在宅医療を要す家族のアンケート分析結果」の報告を行いました。その中の「保護者の睡眠」についてのアンケートには、主介護者（主に母親）の平均睡眠時間は1日4～5時間程度、さらにはケアのため2時間おきに覚醒し、子どもの体調が悪い時にはさらに起きているとありました。

　介護を交替で引き受ける人がいなければ、365日この状態は続きます。たまの寝坊も許されません。主介護者の負担は甚大で生活の維持のためにも支援が急務だと明らかになりました。

　重度心身障がいで常時人工呼吸器が必要な小学生の息子さんがいる母親からのコメントです。

💬「マンションのゴミ出しの時間には、父親は既に出勤しています。（小児緩和ケア児の）妹は幼く親戚など面倒を頼める人が近くにいません。マンションの部屋とゴミ捨て場を往復すると15分程度かかりますが、息子を部屋に置いたままゴミ出しに行くしかありません。」

　母親は、こうするしかない状況なのでしょう。人工呼吸器は高精度化してトラブルはほとんどなく、子どもの命をつなぐ体の一部という認識があるのかもしれません。その時の子どもの様子が落ち着いているため、「今なら15分離れても大丈夫」という介護経験による確信からの行動なのかもしれません。このエピソードを隠さず語ったのは、聞き手である専門家の意見を聞いてみたいという思いがあったり、親子間では了解されている日常的なことだという認識があったりするのでしょう。

●訪問看護師への思い

　訪問看護師が来てくれることを肯定的に表現した言葉はよく見受けられました。

💬「〇〇の訪問看護の間に、保育園に長男を送り迎えできる。」

　小児緩和ケア児をひとり置いて、長男を送り迎えすることは困難です。とはいえ近所の人に頼むのは、長男の心情を考えるとためらわれることが想像できます。

　訪問看護師はケアのために来ていますが、母親にとっては、その時間小児緩和ケア児から目を離す余裕をもてるということでもあります。訪問看護師が来ないと、きょうだいの送り迎えすらできない状況なのです。

「訪問リハビリと訪問看護の同日利用ができないことへの負担」を話された方もいました。訪問で看護・リハビリを受けるどちらも、家族にはなくてはならない存在なのです。

●居宅訪問型児童発達支援事業での遊びへの思い

💬「新型コロナウイルス（COVID19）感染のリスクがあるため児童発達支援事業所（児童デイケア）に通うのが難しい。」

◯「気に入った事業所があるが、そこが遠距離であるため通えない。」

　児童デイケアは子どもにとって家族から自立した、楽しみな時間でもあるようで、日常生活に組み込まれ、なくてはならない存在です。利用できないと家族全員の生活が立ち行かず、本人も遊ぶ時間をもつことができなくなり、ストレスがたまることが予想されます。

◯「児童デイケアに通うことが難しい時、在宅支援の役割の大きさを感じる。」

　病状によっては、児童デイケアに通えないこともあります。支援員が自宅に来てくれる、居宅訪問型児童発達支援事業は家族にとって大きな存在です。直接子どもに対応し、遊びや学びの経験を積ませてくれる訪問型の支援に意義を感じているようです。

　2020年初めからは、新型コロナウイルス感染症が猛威をふるい、感染で病状が悪化するリスクの高い基礎疾患がある子ども、とくに小児緩和ケア児は外出しづらくなりました。これにより居宅訪問型児童発達支援の期待度はさらに高まりました。

◯「(オンラインの遊びをしてもらって)笑っている様子を見られて嬉しい。」

　緊急事態宣言下では、訪問での支援すら自粛せざるを得ない状態となりました。支援者はその代わりとして、オンラインでの遊びを提供するなどの工夫を凝らしていました。子どもに笑顔を、保護者に嬉しさを届けられ、双方に喜んでもらうという遊び支援の目的を果たすことができました。

◯「工夫した遊びを直接行ってもらったり教えてもらったりできる。」

　家族も遊びを実践できるようになると、訪問のない日も子どもを楽しませることができます。

◯「オンラインの遊びでは落ち着くことができない。」

　小児緩和ケア児は、希少疾患を患っていたり、特殊な事情があったりします。障がいの程度や種別もさまざま。年齢によっても遊びのニーズも変わります。タブレットなどの画面を長く見ていられない、オンラインの遊びが効果的に楽しめない子どももいるのです。

◯「居宅支援によって社会生活が広げられた。」

　居宅支援では、家族以外の人と定期的に触れあうこと、知らない遊びをたくさん経験することができます。外出できずにいる子どもの社会を広げる唯一の貴重な支援なのです。

●他者に任せることへの保護者の葛藤

　最後に、「支援時間／回数を増やすことへの葛藤」といった言葉も紹介しておきます。訪問看護・リハビリ・児童発達支援といった制度は、家族を支援することで、ケアの負担を軽減させます。しかし、保護者(とくに母親)は、本来わが子のことはすべて自分のやるべきことだと考えている可能性があり、他者に完全に頼むことに自責の念を感じやすいようです。

　居宅訪問で遊びを届ける時には、当初母親にも遊びに参加してもらい、回数を重ねるうちに信頼関係が生まれ「この人たちとならわが子も楽しく遊ぶことができる」と感じると、自然と子どもから離れる時間がつくれるようになります。遊びのもたらす楽しい雰囲気にも、母親の自責の念をやわらげる効果があるのかもしれません。

　とはいえ、母親にはこのような葛藤があることも忘れてはいけないのでしょう。支援者は、つい家族の負担が軽減すると考えて「家族だけでかかえてはいけない」「支援はつかわないと損だ」などと言ってしまいがちですが、母親の葛藤を忘れてはいけないということを改めて考えさせられました。

❷-3 一般的な子どもの生活との違いの大きさ

　本研究のように比較的長時間、自由に語ってもらうような調査（質的調査）には、家族が思っていることを自由に語ってもらえるメリットがあります。小児緩和ケア児が、一般の子どもと生活上の違いが大きいことは、支援者からすれば当然のことと思いがちです。しかし家族はそこに大きく注目してしまうことがあるようです。

　例えば「一般的な子どもの生活との違いの大きさ（を感じてしまう）」とストレートに言ってくださる家族がいました。また別の家族は、他の子どものことを「普通の子」と何度も呼ばれていました。わが子に大きな違いがあることを無意識に感じて発言されているようにも思いました。

◯「家にいてもずっと何もすることがない生活。」

◯「家でゲームばかりしている。」

　こうした生活の描写が、違いを具体的に表しています。退屈さと充足感のなさは、子どもだけでなく、それを見ている家族にとってもつらいことです。ゲームは楽しい遊びですが、そればかりでは充足感のなさを埋めるには不十分かもしれず、遊びの支援の必要性を感じました。この発言は興味深く、ハッとさせられたと同時に、家族が感じる健常児との生活の違いの大きさを再認識しました。本調査の時期が新型コロナウイルス感染症の流行と重なっていたため、外出できないことに対して例年よりも閉塞感を感じやすいのは否めません。ただ、入院中の子どももよく退屈だと言います。本研究で改めてこの問題について再確認できました。

◯「家から出られないことが（コロナ禍での）みなさんの日常となっていますが、一般の方々が新型コロナウイルス感染症によって外に出られない（負担があると感じる）日常は、いつもの私たちの日常と同じなのです。」

　感染症拡大で一層、わが子と一般の子どもの大きな違いを感じておられる家族も多いのでしょう。私たち支援者も知っておかなければいけない声だと思います。

◯「できるだけ（家族以外の）人と会いたい（でも会えていない）。」

「会いたい」という表現の裏には、「会えていない」という現実があります。毎日自宅にいて、家族としか会えない生活が続いていることがうかがえます。外出しづらい状態の子どもと家族は「会いたい」と思っているのです。この思いを支援者は認識し、例えば当人たちと会う時には、自分たちも会いたかったことを伝えるのはいかがでしょう。

●生活の違いの大きさによる影響

◯「子どもと行動をともにすることへの拘束感・時間的負担。」

◯「母親自身の時間的余裕のなさ（不足）。」

　家族は在宅生活をしなければいけないことが多く、余裕がありません。さらに通院など定期的なケアの大きな負担が加わり、このようなフレーズが出たのだと思います。

◯「自らに完璧を課すことによる負担感。」

　在宅で小児緩和ケア児をケアする親は、医療的ケアや体調管理、危機管理など、医療面の責任も担っている自覚があります。体調変化が早く、生命のリスクがあるわが子を守らなければならない責任感を強く感じています。

　そのため、子どもに対して妥協なくケアし、完璧な状態で過ごさせてあげたいと願っている方

も少なくないのです。それ故、体調不良や急変が生じた場合には、真っ先に親である自分の責任だと考えてしまうところもあるかもしれません。

　毎日張りつめた状況でケアしている家族は、当然疲れ果てています。ふとしたことに負担を感じてしまうこともあるでしょう。つい定期薬やケアを忘れてしまうことも起こります。その時強い後悔の念にかられる心理が働くことも知っておく必要があります。

○「完璧を目指す在宅支援からの解放。」

　これは家族がわが子のケアから解放されたいと思っているということではありません。完璧主義思考からの解放を望んでいるのです。この場合、専門家や同じ立場の人と相談しあうことが大きな助けになるでしょう。例えばケアをどう効率化するかを相談し、「それは適度でよいですよ」「うちもそうしているし、それで何年も問題ない」と言ってもらうことが有益です。

　ただ実際には、同じ立場の家族と出会うことは難しく、支援者によって似た境遇をもつ家族同士が支えあえるコミュニティを紹介するのが望ましいと思います。

○「はたから自分の子を眺めるという、親にとって当たり前の経験ができない。」

　子どもがある程度成長するにつれ、介護度や医療依存度が高くなり、医療ケアの必要性から母親と子どもが物理的に離れられなくなる様子も見られます。保育園や学校の授業参観で子どもを眺めたり、公園で子ども同士が遊ぶのを眺めたりといった、距離を置いてわが子を「眺める」ごく当たり前のことができないという思いがあるようです。

○「本人を椅子に座らせた時に、私はそこから離れたいのですが、本人が椅子から転げ落ちたりしないか心配で、その場を動くことができなくなります。」

　幼少期の一時期にはどの母子にも見られる状況です。しかし、大きな病気や障がいがある子どもでは、年齢が上がっても同様なことに違いを感じることもあるかもしれません。

　一般的な子どもの生活との違いの大きさについて、社会が目を背けているように感じているのかもしれません。インクルーシブな社会やダイバーシティーの推進が叫ばれる近年ですが、日本はこの分野において後れをとっているように見受けられます。「誰もが当たり前に安心して過ごせる社会づくり」は目指すべき社会の姿なのです。その実現のためには、多くの人々が一歩ずつ多様性を理解し、現状を変えていく努力をするしか方法はないだろうと思っています。

❷-4 普段できない（非日常の）体験

　小児緩和ケア児は、外出すら困難なため、旅行やイベント参加など非日常的なことへの参加は大きく制限されます。しかし支援があれば、体験できることは増えます。非日常の素敵な体験は、時に子どもと家族の人生にさまざまな影響を与え続けます。

「レクリエーション」という言葉を、学術検索エンジン「医学中央雑誌」で最近5年間（2022年11月時点）の中から検索すると、2万6983件ヒットします。ほとんどが高齢者向けのデイケア施設などで行われるレクリエーションでした。小児に限定すると327件と減少しました。内容は海外旅行時のワクチンの検討など小児緩和ケア児の支援とは異なる内容でした。高齢者のデイケア支援以外はほとんど検討がなされていないことがうかがえます。

　一方で米国には「セラピューティークレクリエーション」という概念があり、レクリエーション療法士という資格もあります。障がいがあってもレクリエーションを楽しめるように支援するという認識が一般化しているのです。日本の障がいのある子どもにも支援が届くことが望まれます。

●小児緩和ケア児のレクリエーションやエンターテインメント

　今回のインタビューでは、「生きる体験（P11）」として「非日常の体験」を語る家族が複数見られました。レクリエーションが多く含まれます。例えば、「子どもを連れてテーマパークや映画館に行ったこと」を話してくれた家族がいました。「子どもはもちろん家族みんながいきいきしていた」とのことです。

　別の家族は「非日常の体験では、いつもと違う感覚を覚えた」と語ってくれました。一般家庭では、保護者が休日にレクリエーションを企画することがあるでしょう。しかし、小児緩和ケア児の家庭では、保護者は日常のケアに忙殺され、慢性的に睡眠不足に陥っていることも少なくはなく、自分たちだけで子どもにレクリエーションを企画する余裕がないことがほとんどです。加えて、レクリエーションを企画する場合には、相当な事前準備が必要です。場所の設定、交通手段、移動ルート、宿泊先など、十分な検討が必要です。宿泊先や入場施設に、事前に病状や障がいを説明し、理解しておいてもらわないと、いざ到着した時に受け入困難になることもあります。

🗨「予約しないといけないし、急なトラブルで予約を取り消さなければならなくなることも多い。体調悪化なのでしかたがないのに高額なキャンセル料が必要となる。」

「社会に理解があれば、経験ある人が支援に入ってくれていたら……」と思います。

　欧米ではチャリティー活動が活発で、レクリエーションやエンターテインメントイベントの機会を提供する努力が見られます。わが国でも少しずつその機運が高まっているようですが、まだまだ支援が届いているお子さんはわずかです。支援を受けてレクリエーション機会を得たことを「普段できない体験（非日常）への導き」と表現された方もいました。

🗨「自分たち向けのイベントがあれば、疲れていても外出する気持ちがわいてくる。」

　こう話す家族もいました。ある子どもは、幼児期に発病し人工呼吸器が24時間必要でした。子どもと家族は、数年間受診以外で自宅から出たことがありませんでした。チャリティー活動がきっかけでテーマパークに出かけましたが、ボランティアがずっとつき添っていたので、不安や心配はなく親子ともに十分に楽しめたようです。その経験から嬉しいことに1年後には、家族だけで泊まりの旅行に出かけるようにもなったとお聞きしました。

　外出困難な子どもでも、環境が許され、支援を受けることができれば、外出できるケースもあります。一度でも外出経験をもつことができれば、次は家族だけでも外出できるでしょう。「子どもに遊びを、家族とともにエンターテインメントをという視点をみんながもつことが大切なのです。小児緩和ケア児のためのレクリエーションやエンターテインメントは、健常児と比べると数十倍も困難なものですが、その分かけがえのない貴重な体験となるはずです。

●旅行の支援で生まれる家族の思い出

　ある家族が「夏休み田舎に帰省した」時のことを伝えてくれました。「綿密な計画を立てて臨んだ」とのことで、帰省するにも努力を要したようでした。しかし大変な中でも「（小児緩和ケア児と一緒に）家族で海へ行った」などと楽しい思い出を得ることができたそうです。

　小児緩和ケア児にとっての旅行は、乗りこえないといけない課題が多くあります。着替えや、時に特別な食事などを旅行日数分確保しなければならず、準備には時間と労力がかかります。旅行中は食事時間や睡眠などのルーチンが崩れたり、疲れがたまったりしやすくなるため、本人はもちろん家族も体調の悪化が懸念されます。宿泊先は普段と環境や雰囲気が異なることから、気

分的な変調が生まれ、体調を崩しやすくなる子どももいます。

　移動にまつわる課題もあります。マイカーで行くことができればよいのですが、飛行機や新幹線をつかう場合、さまざまな規制があることが、知られていません。

　遠方への旅行の場合には、病状変化時や救急時に診てもらう病院を確保しておかないとなりません。

　旅行はほとんどの家族が切望するレクリエーションですが、小児緩和ケア児ではこのように課題が多く、多大な努力を要するために諦めがちです。準備の工夫や経験の共有、経験を活かした支援体制を整えれば実現可能なお子さんもたくさんいます。私の友人家族では、小児緩和ケア児を連れてオーロラを見る体験をしたり、ヨーロッパに長期滞在したりと、大きな海外旅行にも挑戦し、成功しています。

●家庭でできる、普段できない（非日常の）体験

　次は小児緩和ケア児を亡くされたご家族の声です。

🗨「療育機会を通じて、子どもとの思い出づくりをしていただいた。」

🗨「余命が限られた中でも積極的にさまざまな遊びを行ってくださり、支援者と子どもだけでなく、時にきょうだいや保護者を自然と巻き込み遊ぶ時間をつくってくれました。結果的には、私たちやきょうだいにとっての、子どもとの思い出づくりになっていました。」

　居宅訪問型児童発達支援では、余命が限られた子どものところへ定期的に遊びの訪問も可能です。子どもを自宅で看取るホームホスピスの活動には、このような遊びの訪問は必須なのだと思います。支援制度を利用すると、月最大10回まで訪問ができます。前述のお子さんには数十回の訪問をくり返しました。子ども、保護者、きょうだいと遊びを通じて交流をすることが、残された時間を充実したものにする助けになっています。

🗨「終末期の子どもを抱えた家族にとって、レクリエーションは外出して行う特別な遊びだけではありません。支援者が自宅に来てくださり、一緒に遊ぶことが立派なレクリエーションになり得るのですね。家族にとっては、外部から訪問してくれて遊ぶことは非日常体験とも言えます。新鮮な風が吹く時間だったように思います。」

　子どもと家族の「生きる体験」として家族が語ってくれました。日常生活で生活体験を積むだけではなく、その中にきらりと光る非日常の体験を見出すこともできると考えます。

❷-5 入院期間中の 「生きる体験」

　子どもと家族の「生きる体験」では、入院中の出来事を語った方も多く見られました。

　近年の医療体制では、高度な検査や治療の時だけ入院し、早期退院して在宅で過ごすことがほとんどです。入院している期間は必ずしも長くはありません。ですが、ある一定期間は多くの子どもは入院します。初発や再発時の検査や診断告知、検査の痛みや治療のつらさ、制限が多い退屈な生活など、入院期間のつらい思い出が色濃く残っている人も見られます。

●入院の苦痛

　病初期や診断時に話題が移ると、自然と「入院」について語る人が多くいました。

🗨「病院では、ずっと苦しんでいた。」

◯「病院食がつらかった。」

　これらは率直な感想だと思います。自然な話の流れで出た話題なので、「入院でつらかったことを教えてください」と改まって聞けば、多数の言葉が出てくるだろうと推察されました。

　入院には、肉体的・精神的な苦痛をともないます。普段患者さんと直接接する病院勤務の人たちは気がついているとは思いますが、このような生の声はより切迫感をもって心に響きます。何か自分にできないか？　と考えるようになるはずです。

● 医療従事者への気づかいとアンメットニーズ

　次によく耳にしたのは、医療従事者の忙しさへの気づかいや懸念の言葉です。

◯「先生たちも(日々の診療が)とても大変なんだろうなと思っている。」

◯「小児病棟の保育士さんは、子どもが多いから(多忙で)手がまわっていない。」

◯「先生にもっと自分の子どもや自分に時間をつかって説明や診療をしてほしい。」

◯「保育士さんに、もっと手をかけてほしい。高度先進医療ができる病院だというなら、うちの子は特別な治療を受けているのだから、きちんと来てもらいたい。」

◯「保育士さんが自分の子どものためにもっと時間をつかって遊んでほしい。」

◯「先生ともっと会える環境に行きたい。」

　医療スタッフに対して、もっと関わってほしいという思いが大きいのだと感じました。今回の聞きとりでは、とくに医師と保育士への声が多く聞かれました。看護師は身近な存在であり、対面して話す機会が多いのでしょう。このような声が潜んでいることを知ることは、大切です。

　患者満足度調査など、重い病気がある子どもと家族のニーズ調査というものが存在します。ニーズ（needs）というのは、要望・要求と和訳されますが、ぴったり言い換えられる日本語はないと言われています。ニーズとは人が生きるうえで本来欠けてはならないことや状態のことです。小児緩和ケア児など、大きな病気や障がいがある子どもやその家族は、同年代の子どもと同じことができずに、我慢を強いられることがあります。

　病状が悪化するほど、問題は複雑化します。症状の発現、薬の作用だけでなく、学習環境や家庭事情なども影響を与えます。問題とともにニーズも複雑（Complex Needs）になっていきます。毛糸がからまって、球状になったイメージです。

　この状況に陥ると、家族は支援者に要望・要求をしても伝わらない、無駄だと考えるようになります。そして要望・要求する発想すらなくなってしまいます。ニーズにもならなくなるのです。ニーズはこのように埋もれるため、支援者が掘り起こさないと、ニーズに気づくこともできません。この気づけないニーズを、アンメットニーズと呼びます。アンメットニーズこそ、子どもと家族にとっての真のニーズなのかもしれません。掘り当てられれば「まさか私たちが家族旅行に行けるの？」「まさか、わが子がみんなと同じ学校に通えるの？」と感動の波が押し寄せるでしょう。でも学校も旅行も、無視されるべきではない当然のニーズなのです。

◯「先生は十分にわが子の診療をしてくれなかった。」

◯「自分たちはケアの対象であるにもかかわらず、保育士はほとんど対応してくれなかった。」

◯「病院の体制が悪い。」

　病状の悪化やさまざまなすれ違いが重なると、イライラ感がつのりこのような思いが顕在化することがあります。それは時に加速し負のスパイラルとなります。お互いに話しあい、もつれた

糸をほどくようにできればよいのですが、ほどけないままの状態が続いた場合、イライラ感だけでなく、治癒や改善に至る方向性を見失ってしまう可能性もあります。

●入院中の手厚い対応への感謝・感激

◯「診断がつくまで看護師が寄り添ってくれた。」

◯「病院入院時の看護師に感謝している。」

◯「たまたま専門医の先生の診察枠が空いたと連絡があり、専門医に受診できてラッキーだった。」

◯「医師や看護師が、遊びのことまで考えてくれる。」

　医療者が自分たちに時間をつかってくれたことに対する感謝・感激の言葉は、ひときわ大きく聞こえます。小児緩和ケア児は命にリスクがある特別な状況下にあります。そのため、子どもと家族の負担は大きく、精神的に不安定になることも十分に考えられます。そのような環境下での願いのひとつは、医療者が自分に、時間を割いてくれることだと感じました。

●入院中のエンターテインメントによる効果

◯「誕生日カードをくれて嬉しかった。」

◯「サプライズをしてくれた。」

◯「（クリスマスに入院を余儀なくされたが）自分にもサンタが来てくれた。」

◯「病院でのサプライズが嬉しい。」

　子どもや家族は、医師や看護師が診療で手いっぱいなことを知っています。だからこそ、入院中に誕生日やクリスマスを迎えた際、エンターテインメント（エンタメ）が大きなサプライズになります。企画するのは大変ですが、医師や看護師が行うことに大きな意義があります。

　個人が準備にあたると負担が大きくなりますが、病院の協力や、チャリティー団体やボランティアと連携ができれば、過負担を避けながらエンタメを届けられるでしょう。子どもと家族が喜ぶ様を目にできるのは本当に素敵な時間です。参加したスタッフにとっても忘れられない体験になると思います。

❷-6 病気に対する認識

　小児緩和ケア児の最大の特徴は命にリスクがある点です。病状は不安定で、医療と密接な状態での暮らしが続きます。発生頻度が低い疾患が多いため、医師や支援者が初めて担当する症例であることも少なくありません。有効な根本治療が見つからないケースも多く見られます。

　これらの要因から、診療やケアが手探りの状態になりがちです。先行きや予後を明確に把握できないうえに、同じ疾患や状態の子どもや家族と出会う機会が少なく、誰かと共感する場面も稀なため、子どもや家族の不安はたえません。Ⅰ章で述べたように身体の治療（ケア）だけでなく、心理的・社会的なケアを含めたトータルケア（全人的ケア）が強く求められます（P9）。支援者は、家族の心情に配慮した会話をすることが必要です。

　わが子の大手術に成功した家族は、「大手術が成功したこと」を強調して話してくれました。予後不良の可能性を理解したうえで、大手術を決断したからこそ、そのときに耐え難い不安とつらさに見舞われ、さらにそれらを強い思いで乗りこえることができたのだと思われます。

◯「いまだに、てんかん発作が生じると、とても慌ててしまう。」

　てんかん発作は子どもごとにタイプがあり、治療や対応がそれぞれ異なります。てんかん発作を抑制できず、発作とともに暮らさざるを得ない子どもがいます。発作がない時は、一見普通かもしれませんが、いつ発作が生じるかもしれません。子どもや家族がどんな不安があるのか、想像してみてください。

◯「（基礎疾患があるから）新型コロナウイルス感染症が怖い。」
◯「感染症になると、わが子に基礎疾患があるということを強く意識させられるのです。」

　本調査は新型コロナウイルス感染症の第3波と第4波のはざまでした。診療時、感染症への漠然とした恐怖から始まり、子どもが発熱したらすぐ診てもらえるか、検査してもらえるか、感染症にかかったらすぐ入院させてもらえるか、重症化しないか、自分がかかって子どものケアができない時はどうしたらよいか、ワクチンはいつ打つべきか……など何度も質問を受けました。基礎疾患がもたらす不安が、常に家族にあることを、支援者は認識しておくべきです。

●病状改善への期待

　また「病状改善への期待」の言葉も聞かれました。小児緩和ケア児は、生命のリスクが高く、治癒が不能または限りなく難しい状態です。医師はその説明を家族にしますが、家族はわが子の「病状改善への期待」を強くもち続けます。

　一方で「病気を受容すること」について意識することも大切です。受容の過程についてはさまざまな仮説があります。エリザベス・キューブラー・ロスはがんによる死の受容を「否認→怒り→取引→抑うつ→受容」と示しています。ドローターは、障がい受容は「ショック→否認→怒りと悲しみ→適応→再起」だとしています。中田洋二郎は、重度な脳障がいの子どもの受容は「受容したい気持ちと否定したい気持ちが螺旋型に見え隠れする」としています。

　受容が進んでいる家族であっても症状に軽重があっても病気に対して改善への期待があるのは当たり前かもしれません。支援者が寄り添うためには、このことを忘れないことが大切です。

🦋 --

ふり返り&まとめ

　日常および非日常の遊びや旅行の希望が多く語られました。小児緩和ケア児は医療とは常に密接なため、入院生活の支援も重要です。医療スタッフは極めて多忙ですが、多く時間をつかって話をしたり、時にサプライズをしたりすることは、子どもと家族にとってかけがえのない生きる体験になるかもしれません。

　在宅生活の支援としては、子どもの発達への家族の強い願いが見られました。遊びによる刺激で発達が促されることには理解が必要です。さらには旅行やエンタメ（レクリエーション）など非日常の体験も、支援があればできることも多く、達成すれば子ども・家族、支援者の双方に大きな感動が生まれます。

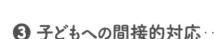
❸ 子どもへの間接的対応 ····················· 西田千夏（大学教員、看護師）

❸-1 生きる見通し

　小児緩和ケア児は、疾患や障がいにより生存の危険が脅かされる機会が多く、一般的な寿命年齢まで生きる可能性が低い状況に置かれています。松岡（2020）は、生命の危機的状況が長期にわたることや、神経学的な回復が難しいことが両親に伝えられたところから両親の気持ちが揺れるケースを紹介しています。その渦中での家族の一番の願いは、生きる希望をもてることです。

　Kübler-Ross（川口訳、1982）は、死を間近にした人の場合としてですが、生きる希望をもたせることが極めて重要であることを述べています。今回のインタビューでも、「生きる見通し」が脅かされている時、家族は子どもの「生きる見通し」を希求することが赤裸々に伝わる内容がありました。

　子どもの「生きる見通し」の可能性が低くなった時、支援者と心が通いあうことが家族の精神的安定となり、家族は子どもに愛情を注ぐことができます。治癒が見込めなくなった時には、適切なタイミングでケアが得られるように、切れ目なく緩和ケアの担当者との関係を維持しておくことが重要と言われていることからも（多田羅、2016）、支援者による家族ケアは、結果的に子どもへの支援にもなるのです。

●「生きる見通し」が脅かされる状況

　今回の対象者には希少疾患のある子どもが多く見られました。希少疾患は小児の専門医であっても診断が出ないことがあり、結果いくつもの病院に行くことになります。

〇「ある病院で"この病気かも"と言われ、次の病院ではそれをはっきり否定され、結局何か月もかけて4つ目の病院で診断されました。」

〇「何の病気か、先生がいろいろと調べてくれたのですが、結局分からなくて。1年ぐらいたって『もしかしたら』と病気の見立てがあって、遺伝子検査をしてもらえるところをあちこち探して。診断が出た時には、3歳になっていました。」

　診断が出るまでの労力と不安の大きさが、言葉の端々に表れていました。

　診断がつかないと治療方針も出ないので、家族の「生きる見通し」は揺らぎます。

〇「けいれんを止めるための薬で自発呼吸が抑制されて気管挿管になりました。やっぱり小さかったのですごくショックでした。」

　子どもが重症化した時に大きな恐怖感を覚えており、家族自身も危機的状態に陥っていたことが分かります。したがって、支援者は子どもの生命を守るための知識と技術の力を養い、専門医の情報を得ることを心がけ、「生きる見通し」が得られない家族の危機的状況を想定して、丁寧に子どもと家族に寄り添うことが必要となります。

●「生きる見通し」が見えたものの制限はある

　診断まで長い期間を要しても、その後病状が落ち着き、緊急時の手段を講じることができるようになると、「生きる見通し」への不安や混乱は少なくなっていきます。

　一方で、軽い感染症を起こすだけでも、生命の危険にさらされる子どももいます。

◯「外に行けないし、外で遊べない。最近は、週1回なら、近所のスーパーくらいまでなら出かけていいよ、と言われて……。」

　もちろんこうした子どもたちは、家の中で支援者とともにいきいきと遊んでいます。また、支援によって家族が休息をとったり、支援者に相談したりする時間をもつこともできています。しかし子どもたちは、健常児なら感染しても問題にならないような細菌やウイルスに、生命を奪われる危険を常に抱えています。「生きる体験（P11）」自体に制限があるのです。

　支援者は、子どもたちが「生きる体験」を積み重ねるために、感染を起こさせないことを徹底する必要があります。

● 「生きる見通し」 の残りはわずか

　ここまで、子どもの生命を守ることや「生きる見通し」を得るための方略、「生きる見通し」が得られない間の丁寧な寄り添いの必要性について述べてきました。中には生命の終わりの時期が予測された子どももいました。

◯「こんなね、16〜17年で亡くなるとは思っていなかったから。覚悟なんてできなかったです。」

　余命6か月です、と言われ、残りの時間を家で過ごすことを選択した家族に対し、どのような「生きる見通し」への支援が求められるでしょうか。

◯「呼吸器が装着されて、反応が分かりにくくなったけど、うちの子が楽しめる機会をつくりたかった。」

◯「これ、クリスマスの写真。ほら、この時にはうちの子にこんなふうにしてもらったんです。」

◯「きょうだいたちが、いろんな人が来るのを楽しみにしていました。」

　この子どもが家に戻ったことで、入院中はよそよそしく接していたきょうだいが、以前のように接するようになったそうです。訪問看護、訪問の遊び支援を受け、学校の先生も頻繁に自宅を訪れていました。

　家族はその時のことを嬉しそうに語ってくれました。これ以上生きることができないという見通しの中でも、生きることの輝きを大事にして関わることが、家族への支援だと言えます。

❸-2 医療的ケアと介護をくり返す日常

　小児緩和ケア児は、医療的ケアだけではなく移動や入浴などの日常生活にも介助が必要になります。医療のケアが必要になる家族の負担は、何年も前から取り上げられてきた社会的課題でもあります。2021年には「医療的ケア児及びその家族に対する支援に関する法律」が制定され、家族だけが医療的ケア児を育てるのではなく、社会的な責任が明文化されました。ただ、制定後もしばらくは「医療的ケアを含めた介護が生活の軸」である状況が続くことは想定されます。医療的ケアや介護は、子どもの生命や子どもにとって快適な状態を維持するために欠かせないものです。しかし、これらが家族にとって生活の主軸になっている状況は、見直す必要があるでしょう。結果的に家族が楽しめる時間が少なくなり、子どもにとってもその時期に成長（発達）が促される「生きる体験」を狭めてしまうことになるからです。

●個別に応じたケアの難しさ

　医療的ケアは、子どもの状態によって頻度や方法が変化するため、家族や支援者はそれに対応していかなければなりません。

○「学校での吸引は今、看護師さんと先生の両方にやってもらえるのですが、痰を取り除くタイミングがあるので、任せきりにするのは難しいと思います。看護師さんが完全にタイミングを把握できたら、たぶんもうちょっと親が離れていられるようになると思います。」

　吸引という手技には、的確に痰を吸引することだけでなく、吸引するタイミングを判断することまで含まれ、その難しさがうかがえます。子どものタイミングを支援者が把握できれば、家族が学校に滞在しなければいけない時間を短くすることができます。医療的ケアや介護が必要ではない一般の子どもの親は、小中学校で子どもにつきっきりになることはありません。しかし、小児緩和ケア児の親は、つき添わなくてはならないことが多いのです。学校に滞在することが生活の軸になっていると言えます。

●支援が入ることでの負担

　介護の中で一番体力をつかうケアが入浴です。子どもの入浴を家族だけで行うよりも、支援が入ったほうが家族の体力的な負担は軽減されます。

○「お風呂に入れてもらうのは楽だけど、（支援の人が来るために）お風呂掃除をきれいにするのが結構しんどい。だったらもう（親が）自分で入れたほうが楽かなって思います。」

「支援」をしてもらうことで、家族が楽になるはずが、支援が入ることで、より家事が増えてしまう現状をよく表している言葉です。

●外出時のきめ細かいケア

　体調管理が難しい小児緩和ケア児も多く、外に出られても、かなり気をつかう状況があります。

○「夏場、外は暑いし、室内は冷えている環境なので、やっぱり体温管理が難しいですね。一気に体が冷えると、ぐっと体温も下がり、体調がおかしくなってくるんです。」

　ちょっとした外出であっても、体調の管理の難しさが表現されています。

　外出には呼吸器や吸引器など医療的ケアに必要な物品や、大きい車いすが必要になることもあります。移動にもかなり時間がかかります。

　外出するために玄関にたどり着くことが難しい子どももいます。

○「もう体重が30kg以上あるので、玄関までの移動も無理。だから部屋から玄関までビニールシートを敷いて、車いすを室内に持ち込み、そのまま移動したらすごく楽になって。」

　わずかな工夫で負担が軽減し、外出までの時間が短縮されたという語りもありました。

●直接的ケアをする支援者以外の人との出会い

○「介護タクシーの運転手さんには本当によくしてもらって。妹も乗るのを楽しみにしています。この介護タクシーがなかったら、小学校も通いではなく訪問にしていたかもしれません。車はお父さんが仕事でつかっているため、自分たちで車は出せないので。」

　直接小児緩和ケア児にケアをする支援者ではない人との出会いが、きょうだいを含めた家族にとって、かけがえのない時間にもなっているのです。

●家族の責任感

　医療的ケアや介護が家族にとって生活の軸になっていることから、子どもが体調を崩したとき

にも、すぐに支援を求める行動に至らず、自分で何とかしなければと頑張ってしまうご家族もいます。

💬「きょうだいがインフルエンザになった時、用心はしてたんですけど、私と主人、最後に子ども(小児緩和ケア児)もインフルエンザになっちゃって。もうこれ無理、と思って訪問看護師さんに伝えました。入院させてもらいました。」

●家族の支えになるために

インタビューを通じて、医療的ケアや体調管理が生活の軸になっていることがよく分かりました。個別に応じたきめ細かなケアや判断はとても難しいものですが、一つひとつ丁寧に子どもに関わることが、家族にとっての支援にもなります。

そして、部屋の掃除など、医療的ケアや介護とは別の負担がかかっていることや、体調が悪い時に家族だけで頑張ってしまうことなども念頭に置かなければなりません。

介護負担を減らすため工夫された用具の展示会などが各地で開催されているので、積極的に情報を提供することが子ども・家族への支援にもなります。家族の負担が軽減できる支援も重要ですが、ケアがあるからこその出会いも、家族にとっての精神的支えになっているのです。

❸-3 幼稚園・学校の受け入れ体制の不足

緩和ケアを要する状況である成人と子どもの大きな違いは、子どもが成長(発達)段階にあり、その段階に応じて社会生活や支援内容に変化が生じることです。とくに、幼稚園・保育園・小学校・中学校など、新たなステージに入る際の調整に、家族は多大な労力を要します。子どもの医療的依存度が高いほど、多くの調整が必要となるでしょう。

子どもの社会的環境を整えられると、家族に「わが子も社会の一員である」という大きな安心を与えることができます。支援者として、受け入れ体制の現状を知り、解決に向けてできることを一人ひとりが考えるきっかけにしていただければと考えます。

●就学前の集団教育への壁

義務教育前の保育園・幼稚園に通う段階で、家族は新たな壁にあたります。一般的には乳幼児期から保育園か幼稚園に通うことになりますが、小児緩和ケア児の家族は、入園可能な保育園・幼稚園を探すために自ら情報を集め、行動しなければなりません。

💬「普通の子なら幼稚園とか保育所とか行くじゃないですか。うちの子も行けたらなって思うけど……。」

小児緩和ケア児が保育園や幼稚園に通うことが一般的ではなく、応募までの労力も甚大なものです。

💬「探すのが大変でした。もう10か所ぐらい保育園や幼稚園に行ったけど、どこもだめって言われてしまって。これだったらもう園庭解放(指定日に誰でも登園できる)に飛び込みで行こう、と。園庭開放はみんな予約なしで行くじゃないですか。その時は和気あいあいと遊ばせてもらったのですが、いざ応募となると『ちょっとうちでは』と言われてしまうんです。」

負担の大きい現状が示されました。

一般の保育園や幼稚園ではなく、通所型児童発達支援に通うこともあります。しかし、他の子どもの母親に「週3日行けるならいいじゃない」と言われてしまうこともあるようです。

　「健常児は普通に保育園に5日間行って、いろんな刺激を受けるのに、うちの子は週3日しか行くことができません。平等に機会を与えてほしいと思います。」

　周囲との認識のズレに悩むこともあるようです。また、このような受け入れ拒否や周囲の健常児の母親の反応が、家族の思考にも影響を与えてしまうことがあります。

　「いろいろやっているうちに、私の言っていることが何かおかしいというか、エゴで、どうしても行かせたいからと言って、子どもへの押しつけになってないかなという不安も出てきちゃって。」

　このような罪悪感を抱く人がいることも心にとめておきましょう。

●通学支援の壁

　小学校は義務教育なので「入学できない」といったことはありません。しかし、地域の小学校に行くのか支援学校に行くのか、という選択があります。どちらかに入学が決まってからも、その後の学校生活で多くの調整が必要になります。調整のひとつが、通学に関する支援です。車での送迎が禁止されている小学校では、次のような通学の負担が生じます。

　「小さいきょうだいがいて、どうしても置いては出かけられない曜日があります。その日だけ、学校の先生に『ちょっと申し訳ないけど』とお願いして車で行っています。もう少し大きくなったら、自転車の後ろにきょうだいふたりと本人の3人を乗せて送っていこうと思っているんです。」

　通学支援は市町村によって補助があり、介護タクシーを利用している家族もいます。

　「移動支援をつかっていますが、最初は何回も断られました。移動支援だと、大人の都合で学校に連れて行けないことがあるのが悩みです。できる限り、子どもが学校に行ける状態の時は行かせてあげたいのですが。」

　通学にまつわる労力は大きいことがうかがえます。

●授業中も離れられない

　支援学校であっても、母親が授業中もつき添いをしたり、学校内で待機したりしなければいけない場合もあります。

　「1年の時は、もうずっと教室で一緒にいるっていう状態でした。2年生になって、授業の時は離れるようにはなりました。」

　「先生も（吸引の）講習に行ってはくれているんですが、本人に対して実践し、2回のチェックを合格しないと、先生ひとりでは吸引できないんです。そこが引っかかっていて、いまだに子どもから離れられなくて。」

　繊細な対応が求められる医療的ケアは、支援者にとっても難しく、親が離れられないといった現状があります。

●できることを探してくれる

　一方で、受け入れ体制が整えられている幼稚園・小学校もあります。

　「すごく楽しそうに過ごしています。先生も好きだし、友だちも好き。みんながかまってくれる。全然歩けず、座ろうとしても、みんなが横に来てくれる。写真を撮る時も、腕を組んで支えてくれます。『みんな助けあってくれてるよ』って、先生からも言われました。」

　病気や障がいのある子を受け入れることが、他の子どもの学びや成長になると考え実践してい

る幼稚園があります。小学校で、気管切開、吸引、胃ろうなどの医療的ケアがある子どもに"どうしたらできるか"を考えてくれる学校もありました。

●小児緩和ケア児の学校選びのこれから

　小児緩和ケア児の家族は、幼稚園・学校の受け入れ体制の調整に大きな労力を費やしています。受け入れ体制が比較的整っている学校であっても、家族からの働きかけは欠かせない状況です。

　2021年9月に施行された「医療的ケア児及びその家族に対する支援に関する法律」では、保育園・幼稚園・学校に、医療ケア児を受け入れるための看護師の配置などの責務が示されました。今後は「10か所以上に断られる」ということは減っていくと思われます。

　医療的ケア児等コーディネーター（医療や福祉、教育などの必要なサービスを総合的に調整する役割を担う人）の増加も見込まれています。支援者は子どもが新たなライフステージに入る前に、社会生活を整える視点をもち、関わる必要があるでしょう。

❸-4 支援者による「生きる体験」への関与

　小児緩和ケア児に関わる支援者には、医療（医師・看護師・理学療法士など）、教育（学校教諭・幼稚園教諭など）、福祉（保育士・児童支援士など）、ボランティア（学生など）が存在します。それぞれの支援者は自分の専門領域での支援に関与するだけでなく、他の支援者の専門性に関する情報を家族に提供できる力や、他の支援者と協同して小児緩和ケア児とその家族のQOL（生活の質）が豊かになるために支援できる力も必要となります。

　支援者の家族への関わりが、子どもの「生きる体験」を支える場合があります。本項では、支援者が家族に関わることで、子どものどういった「生きる体験」を支えることになったのかを考えてみたいと思います。

●医療分野の支援者による家族を通した「生きる体験」への関与

　小児緩和ケア児は、さまざまな健康問題を抱えています。医療分野の支援者が「生きる体験」に関わる時には、苦痛がなく、生命の危機から脱するように支援することが求められます。小児緩和ケアの症状の変化や緊急時判断、生命に直結するケアは、現状では家族が担っています。支援者が、家族を支援することで、結果的に子どもの「生きる体験」を支えることになっているのです。

💬「親が看護や病気に関する知識をもっていても、過信していないか、見落としがないかなど心配です。訪問看護師さんには、自分のケアをダブルチェックしてもらっているという安心感があり、有難いと感じています。」

　こうした言葉から、支援者による家族の支えの重要性がうかがえます。

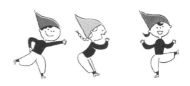

　家族が中心となり子どものケアを担うようになると、新たに出会う看護師に対して、家族が行うのと同等の判断やケアができるのか、不安や懸念を抱くことがあるようです。

　◯「チアノーゼという言葉は知っていても、実際にどんな感じなのか、前兆ってあるじゃないですか。そういうのを分かってもらえれば、もっと安心して看護師さんにお任せできるんだけど。」

　前述の医療的ケアに関する語りでも似通った不安が見られました。看護師が、家族と同じレベルになることで、家族だけが子どものケアを担う状況を改善することができます。

　◯「看護師さんがやってくれたケアで、ちょっと気になることがあっても、それを言うと看護師さんが気分を害するんじゃないか、と思って言わないことが多くて。ひとつだったら我慢できるんですけど、長い入院期間でふたつ3つと増えていくと……。ケアとは関係のない、母親自身の悩みがあっても相談しづらくなったりします。」

　このように看護師への気づかいについて語っていました。

●分散が難しい家族の負担

　小児緩和ケア児を、看護師以外の職種の支援者が、家族のいない状況下で関わることは難しい現状にあります。

　◯「今年に入り、看護師さんに半日間見てもらえることになりました。きょうだいの授業参観、運動会の観戦、区役所の用事などがある日に、看護師さんが『◯時間までは見られるから、ゆっくりしてきて』と言ってくれて、すごく有難いです。」

　まだまだ家族が子どもから離れられる体制は整っていないことが分かります。

　◯「看護師さんに来てもらえる日が増えたんですけど、去年はあまりにも学校に行けなかったから、訪問日を減らされることになって……。」

　登校できない日が続くことで、看護師がいる安定的な体制を維持できないという問題もあらわになりました。

●教育分野の支援者による家族を通した「生きる体験」の関与

　学校で子どもが教育を受けるためには、教員も子どものケアを担わなくてはなりません。医療的ケアで述べたように、教員が医療的ケアを行うには講習と実地練習をクリアしなければならず、課題が多いのが現状です。家族からは、教育自体についての期待もあります。

　◯「個別で授業をしてほしい。ただ、今感染症の心配もあるため、家に来てもらうのがすごくネック。オンライン指導や個別指導のカリキュラムがあったらいいのにと思います。プリントの課題をやる時も、1問を解いたら休み、という感じです。病気や障がいのことを理解したうえで教えてくれる人がいたらと思います。」

　子どもの状態に応じた学びを支援してくれる支援者を望む母親もいました。

　また、余命を告げられた子どもの場合、学校の先生が家に来てくれることが家族全員の支えにもなっていました。

　◯「学校の先生に、来ていただいていたんです。階段を笛を吹きながら上がってきてくれるんですよ。本人だけでなくきょうだいたちまでも『（先生が）来た来た』って。」

　日頃接してきた学校の先生と、同じ時間を共有できることが、本人たちの「生きる体験」そのものになっていたと考えられます。

● 福祉分野の支援者による家族を通した「生きる体験」への関与

　子どもにとって、純粋に「楽しいこと」を心置きなくできることが、子どもらしさであると言えます。

◯「家に来てもらって遊んでもらえるのは有難いことです。先生が来ただけでも嬉しさがこみ上げるのか、全身で表現するかのように暴れるんです。」

◯「家で音楽療法をしてもらっています。この子の好きな歌ばっかり。キーボードで曲を弾いて歌ってくれる時間がすごい好きで。歌のおかげで発語が増えました。あと、『自分のお客さんだ』と理解するんですね。ピンポンってチャイムが鳴ると、玄関のほうに行くんです。小さい子にもそういう感覚があるんだなと思いました。」

◯「家には家族しかいないので、誰かに話しかけられることがほぼありませんでした。本人は誰かに関わってもらえるのが嬉しかったんだと思います。いろんな楽器を肌で感じるということができました。『ああ、こんなんもあるんだ』って、自分の中で発見があったんだと思います。最初は『こういう子にどうやって教えるのかな』と不安があり、躊躇してたんですけど。来てもらってからは変わっていきました。」

　遊びを支援してもらえることへの感謝の気持ちがうかがえました。

　さらに子どもへの支援ではなく、母親のために来ているヘルパーについてはこんな発言がありました。

◯「いつも女性のヘルパーさんが来てくださるんですけど、子どもがなついていて。いらっしゃった時に、子どもがすぐにバァッて抱きつきに行くんです。」

　小児緩和ケア児と直接関わる支援者ではなくても、子どもにとっての「生きる体験」になることがあるということが分かります。

　家族だけで「特別な体験」を設定することは難しいものです。支援者がその設定をしてくれることへの感謝の気持ちを語る家族がたくさんいました。

◯「8月にスイカを持って来てくださって、スイカ割りをしました。本人は食べることができないので、割れたスイカのにおいをかいでみたり。そうした夏しかできない体験をさせてもらえて、親から見ても嬉しいことでした。」

◯「印象強かったのが運動会。ボールの上に乗る競技はとくに楽しそうでした。『ああ、分かってるんだ』『今、楽しいのかな』と。お目々がぱっちりと開き、いきいきしてる感じでした。」

　特別な体験が得られたことを、家族自身もいきいきと語っていました。

● 支援者同士の連携

　子どもや家族が生きていくうえで必要な支援は変化していきます。

　主となる医療・教育・福祉の支援者が、その時その瞬間に何が必要であるか察知し、次の支援がどこで受けられるのかの知識をもってバトンタッチできることも、家族にとって大きな支えとなります。

◯「次男の退院の時には、その前に主治医から訪問リハビリや居宅訪問型児童発達支援について伝えていただいたのでスムーズに次の支援を受けられ、助かりました。長男の時は自分で探さないと何も分からない状態だったので。」

　入院中から退院の後の支援をすぐ受けられるようにしておくことが、家族にとって大きな安心となることが分かります。

同じ施設内にも多くの支援者がいるので、その支援者同士の連携も重要です。

💬「"息止め発作（呼吸が止まり短時間意識を失う）"を起こしていたので、療育園からは『まだ通わないで』と言われました。看護師さんもいるから、私は安心だったんですけど。他のスタッフはみんな怖がっていて……。」

それぞれの支援者が専門とする立場から知識を出しあい、子どもや家族がどうしたら安心して過ごせるかを検討することも重要です。

🦋--

ふり返り&まとめ

家族は、子どもの生きる見通しを得るために必死に情報を集め、支援者を頼りにします。支援者は、確かな情報を提供しつつ家族が生きる希望を見出すために、「家族とともに子どもの生きる見通し」を立て、生きることの輝きを大事にして関わることが必要です。

ケアは家族の生活の主軸になっています。支援者には細かいケアの技術が求められますが、支援に入ることで家族の負担が増すケースがあることも念頭に置きましょう。

小児緩和ケア児は、進学など環境が大きく変わる時期があります。その際、家族の学校などへの調整の負担は多大であることを支援者が知り、支えなければなりません。その際にはとくに、支援者同士の連携がとても重要となります。

----

❹ 家族（親・きょうだい）への対応 ・・・・・・・・・・・・・・・・・ 合田友美（大学教員、看護師）

❹-1 家族とともに生きる

家族とは、一般的に「夫婦や親子、その他の血縁」「同じ家に住み生活をともにする者」をいい、E. W. バージェスとH. J. ロック（1954）は、家族機能として「生殖」「養育」「情愛と文化」の3つを挙げています。

小児緩和ケア児の家族からは、小児緩和ケア児とその家族が「家族」という集合体であり、生きるために必要な「養育」が行われる場であることを実感する語りが多く聞かれました。

近年、家族の多様化が進み、家族のあり方が急速に変化しています。しかし愛着研究（他人に抱く情緒的な結びつきの研究）の観点では、現在でも変わらず、家族＝安全基地（の場）であると考えられています。

そこで、今日の社会で小児緩和ケア児とその家族にとって真に安全な場が保障されているかという視点を大切にし、「家族とともに生きる」ことの意味や、課題を探ってみたいと思います。

●小児緩和ケア児と離れられない家族

語りの中には、小児緩和ケア児と家族が常に一緒に過ごす日常がありました。

💬「結局、私（母親）がずっとつき添って、ずっと一緒にいる形になってしまう。」
💬「とにかく家族でしか（どこにも）行けない。」

その背景には、「急に調子が悪くなることがある」という問題があります。子どもの症状が悪

化しやすく状態が不安定なため、家族が「不安で離れられない」現状や、受診や薬剤の注入、リハビリなどによる「多重ケアに追われ必然的に離れることができない」状況があるのです。

さらには、受け入れ体制の不備がうかがえる語りも散見しました。

◯「学校の先生同士の情報共有ができていなくて、子どもを任せられない。」

◯「発達の面を考えると地域の学校まで通わせたいけど、ハードルが高すぎて行かせられない。」

社会資源の利用の複雑さが障壁になることが分かります。実際、家族の語りの中には「わが子に対応できる人が増えてくれたらいい」という期待が聞かれ、子どもと家族が安心して生きること（生活）を支える支援者との出会いや、制度の充実を切望している様子がうかがえました。

また、小児緩和ケア児は小学校に通学しているものの、居住地が校区外で学校の滞在時間が短時間となり、クラスメイトと十分な交流をもちづらい、ということが少なくありません。

◯「学校以外で気軽に友だちに会いに行くこともできない。」

こうした状況から、必然的に家族と過ごす時間が増える傾向にありました。

◯「高齢のヘルパーさんが多い。」

そして、子ども同士の交流が少ないばかりでなく、支援者の年齢が子どもや家族と離れすぎているということもあります。これより学童期以降の子どもは友人との交流が大切な発達段階であるにもかかわらず、子どもとその家族は社会的発達が促されにくい環境に置かれていることが分かりました。

●できるだけ家族でともに過ごしたい

◯「一緒に出かけて、いろんなところに連れて行ってやりたい。」

愛着形成が進み、子どもと家族で過ごす時間を大切にしたい母親の思いも聞かれました。

その背景には、「生活のリズムがついてきた」「子ども自身少しずつ強くなってきた」など子どもの全身状態が安定していることに加え、いろいろな経験の積み重ねによって「もう大丈夫」と思えるまでに至った家族の自信がありました。

一方で、子どもの生命の危うさを悟り、子どもと一緒に過ごす時間を「思い出づくりや楽しみ」と表現し、「できるだけ家族一緒に過ごしたい」と願う親の語りも見られました。

さらには、「この子のための家を建てたい」という語りもありました。

◯「動線や廊下、出入り口の幅など、生活してみて気づけるポイントを事前に教えてくれる支援が欲しい。家を建ててしまったら、変えることが大変だから。」

家族は、子どもと家族がともに健やかに生きるための環境を整えたいと希望しており、生活の場となる家屋の構造から「家族」という集合体の暮らし（生きること）を考えていました。

●家族と子どもがともに健やかに生きるために

子どもと家庭内でふたりきりで過ごす時間が長く、「父親が一番の相談相手（ほぼ父親だけ）」という日常を送る母親もいました。

◯「家族（父・母・小児緩和ケア児）の中で、週に1時間でも他人が来てくれると、風通しがよくなる。」

この言葉は、小児緩和ケア児を支援する家族の情緒的な支援の必要性を示唆しています。

◯「私（家族）が難病で、自分の母親の介護も入ってきたので、新たな課題にぶつかって。」

このように小児緩和ケア児のケアだけでなく、自身の体調管理や母親の介護等、さまざまな重

層負担を抱え、疲弊している家族の姿もありました。

●小児緩和ケアで「家族」が担う役割

「家族」は共同性と親密性の存在です。「家族とともに生きる」という生活目標を実現するためには、物や人などの物的要素、子どもと家族の身体的要素、支援および生活にまつわる時間的要素、制度や仕組みなどの社会的資源が重要であると考えられます。

　家族の語りから、小児緩和ケア児一人ひとりの発達や病気・障がいに応じた資源を、今一度点検・整備し、「家族」が安心して生きる、すなわち、小児緩和ケア児と家族が社会参加できる環境（人、物、制度）を保障することが強く求められていると、改めて感じます。

❹-2 情報を得るための労力

　小児緩和ケア児は、濃厚な医療的管理が必要となることが多いにもかかわらず、社会的資源が貧弱で、令和3（2021）年に施行された「医療的ケア児及びその家族に対する支援に関する法律」に基づく医療的ケア等コーディネーター配置も、まだ十分とは言えない現状です。このため、地域で活用できる支援や制度の情報さえも、それを必要としている人々へ届きにくく、体制整備が急務となっています。

　ここでは小児緩和ケア児とその家族の暮らし（「生きる体験（P11）」）に寄り添う支援の実現のために、家族が求めていた「情報」に着目し、支援を考えるヒントを得たいと思います。

●望む情報と支援

　入院中から世話になっていた医師より居宅訪問型児童発達支援に関する情報を得、小児緩和ケア児とそのきょうだいを育てる家族は、「しゃべることはできないが、健康な子と同じことを経験させたい」と考えて、支援を受けました。

💬「(実際支援を受けてみて)リハビリや医療職の先生方がしてくださることと、療養の支援はやっぱり違っていた。」

💬「スイカ割りや運動会によって子どもはいきいきし、家族は遊びの大切さを理解した。」

　しかし、どの支援も保護者同伴が前提となることに対しては「それが子どもだけで受けられる支援だったらどんなによかったか」と語ってくれました。

💬「きょうだいのために動く時間がもっとほしい。」

　つき添いや送迎などが生活の負担となり、きょうだいとの時間が確保しづらい現状がうかがえました。成長（発達）のために社会参加させたい思いの一方、より利用しやすい支援を模索しているようでした。

●情報を受けとる（活用する）ための準備

　退院する際に（施設から）「社会資源について十分伝えられなかった」と、当時の心境をふり返りながら話してくれる家族もいました。

💬「その時は、何か（支援）をつかうっていう感じじゃなく、退院後の生活に徐々に慣れた頃に、少しずつ訪問看護や居宅訪問型児童発達支援などを受けるようになった。子どもの目が動いたりするようになって、今は以前とは全然違う。」

　この家族は、徐々に支援を受け入れることで、子どもの反応が変わっていったことに気づき、「私たちも子どもへの声かけが多くなった」と自身の変化を実感するまでに至りました。現在は訪問看護も利用するようになったそうです。「もっと前から訪問看護を利用してもよかったと思う」と話す家族の中には、当初利用することへの緊張があったという人もいました。

◯「最初は完璧にしようというのがあってしんどかった。」

◯「やっぱり経験してみないと分からなかった。」

　介護負担の大きい中で、無理をしていた自分をふり返る様子も見られました。支援の情報を受けとり活用するまでのこのプロセスを「大切な準備」として捉えた家族は、「こういう制度を知らない方がいたら、無理のない程度でお勧めしたい」とも話してくれました。

●つかいづらい情報と支援

◯「何軒電話をしても何回も断られて、結局、受け入れ先がなくて、11年経っている。」

◯「ケアマネージャーさんに言っても、区役所に行っても、『制度がありません』と言われた。」

　制度のはざまで生きる小児緩和ケア児とその家族の姿が浮き彫りになりました。受けられる支援内容には地域格差があり、必ずしも友人や知人からの情報が活用できるとは限らないという実情が分かりました。

　小児緩和ケア児の体調が整わず、出席日数不足という理由から、小学校のスクールナースの配置を減らされた小児緩和ケア児の家族もいました。「1週間前に登校したい日の申請を出し、時間があえば学校に看護師が来てくれる」という現状を、不安げな表情で話し、事前申請の難しさや、学校とのコミュニケーションの減少についての悩みをこぼしていました。

　日々進化する医療技術や制度、支援が、それを必要としている人々に届いているのかを正しく評価することが大切です。そして多職種の支援へと確実につなげていくことが必要で、医療・福祉・教育のより密な連携が求められていることが分かりました。

●届かない情報

　子どもの体調の不安定さから情報を入手するための手段が制限される様子を語ってくれた母親もいました。

◯「出かけられないので、ママ友がいない。」

◯「（情報は）とにかくネット。」

◯「本を借りてみたりする。」

「やっぱり孤立しているので」と表情を変えずにつぶやいていました。そして、「療育の先生やデイサービスの人に聞く」などと訪問してくれる人が唯一の相談相手となっているケースも少なくありませんでした。また、幼稚園の入園先を求めていた家族は、必死に情報を集め、障がいを告知したうえで園庭解放へ参加したいと問いあわせました。しかし「（園庭解放はいつですかと聞いても）教えてくれない」、区役所の相談窓口へ相談をした際には「園とお話をして決めてください」と説明され、書類を渡されるだけにとどまり、解決に至る情報を得ることはできなかったと話してくれました。

　このような経験をくり返すことで、家族は「幼稚園に入れたいのは自分のエゴで、子どもへの押しつけになっていないか」という不安な思いに襲われたと吐露していました。

❹-3 他の子どもや保護者から受け入れられること

　私たちの多くは、社会の中でさまざまな形で関わりあい、他者からの評価を推察し、否定的な評価を避け、できるだけ肯定的な評価を得たいという欲求を抱きながら生活しています。

　このような中で、小児緩和ケア児を産み育てる家族は、わが子とともに「生きる」過程において、どのような体験をし、どのような思いをもっているのでしょうか。母親たちの語りから紐解いてみたいと思います。

●取りあってもらえないことによる他者への不信

　小児緩和ケア児とその家族が適切な支援につながることができないケースも少なくありません。市役所などさまざまな自治体の相談窓口へ通っても、利用できる制度や場所を紹介してもらえなかった家族もいます。

○「最初は、聞いたら何か教えてくれるかなと思って相談に行くんですけど。(少しずつ)何で教えてくれないんだろうって、不信になってしまって。だんだん追い込まれる心理状態に陥りました。」

　また、わが子が療育園で発作を起こした際に、みんな（園の職員）から「怖い怖い怖い……」と言われたエピソードを語った家族は、その時の心境をふり返って周囲との感覚のズレやギャップを以下のように話してくれました。

○「家でひとりの時は、もっと怖い。」

○「看護師もみんなもいてくれるから(園のほうが)まだ安心なのに。」

　さらに、出かける前に「支援センターに遊びに行ってもよいか」と問いあわせた家族は、「(センターから)障がいのある子は来てないと(のみ)言われて落ち込んだ」と語り、社会に受け入れられない感覚を抱いた様子でした。そして、稀少難病児ゆえにネットワークが少なく、情報や悩みを共有できる仲間もいないことが重なり、他者への不信をつのらせていました。

●障がいのある子どもとその家族に対する周囲の目

○「いろいろと気をつかって家の中で暮らしている家族が多い。」

　肢体不自由児を育てるある家族は、「やっぱり保護者の目もある」と語りました。「障がいのある子が何でうちの幼稚園に来ているの？」「うちの園、そんな子が来る園なの？」と(間接的に)周りから言われた経験を話してくれました。

　幼稚園の受け入れ体制が整っていたとしても、周囲の目や雰囲気を察し「他の親御さんから苦情が来るのでは」と気に病み、障がいを受け入れてもらうことの難しさを痛感していました。

●受け入れ助けてくれる方への感謝の思い

○「(体育館の入り口にすのこが敷いてあり、体育館へ入れずにいると)知らないお母さんが『どうしたの？』と声をかけてくれて、すのこを移動してくれた。帰りも『大丈夫？』と声をかけてくれた。」

　車いすでの移動が必要な小児緩和ケア児を育てる家族は、小学校の説明会でのこのエピソードを「奇跡みたいな人がいる」「一生忘れられない」と語りました。小児緩和ケア児を育てる過程で、日々、困難な場面に遭遇しながら生活をしている家族だからこそ、その一声がいかにかけがえのないものであるかを深く理解しているのでしょう。

❹-4 子どもと家族にとって当たり前の生活

「当たり前」とは何か。人はそれを「普通」「常識」と言い換えるかもしれません。

近年、「ノーマライゼーション（＝normalization）」という言葉が浸透してきました。これは、1960年代に北欧諸国から始まった社会福祉をめぐる社会理念のひとつであり、障がい者と健常者が互いに特別な区別をされることなく、障がいがあっても健常者と均等に当たり前に生活できる社会こそがノーマルな社会であるという考え方です。そして、現在ではわが国でも、この考え方に基づいた社会を実現するための取り組みが広がりを見せています。

小児緩和ケア児とその家族にとっての「当たり前の生活」とは、どのようなものでしょうか。真の「ノーマライゼーション」の実現に向け、小児緩和ケア児とその家族の生活の実際を見つめていきましょう。

●危険がつきまとう日常生活

人工呼吸器や吸引器の使用が欠かせず、日常的に医療的ケアが必要な子どもを育てる家族は、入浴時に喀痰が詰まり呼吸状態が悪化したエピソードを次のように話しています。

🗨「すぐに吸引器を取って、アンビューバッグをもんで、それでもだめだったらカニューレ交換をして、それでも無理な時は救急車。」

自らの対処すべき方法や手順を流暢に説明してくれました。そして、生活の中に急変のリスクがつきまとう日常について、「やっぱり乗りこえていくしかない」と語りました。

●他者との関わりが少ない日常

ある家族は、退院後の家族と過ごす自宅での生活について、「親も子どもも社会から閉ざされた刺激の少ない日常を送っている」と語ります。

🗨「家族しかいない状態だったので、誰かに話しかけられることがほぼない。」

この語りから、他者との関わりが制限されやすく、生活の中で出会う大人たちとの交流が少ない小児緩和ケア児とその家族の生活実態が想像できます。

一方で、この親子も居宅訪問型児童発達支援事業を利用するようになって以降は、状況が変わったと語りました。

🗨「いろんな人が来てくれて（健常児と）同じように接してくれて、いろいろしゃべって、いろいろやってみようって言われた。」

🗨「今日は何が来るんだろうって感じで、（支援者に）来てもらってからはすごく変わった。」

支援者が自然な形で関わり、遊びや活動が広がることで変化が生まれた様子を、家族自身がこのように説明しています。生活の質を向上させるための支援の必要性がここに示されていると強く感じます。

●ちょっとした困りごとが溢れる日常

日常の中の何気ない場面での支援の内容については、次のように要望していました。

🗨「食事の時も大変で、ゆっくり大人が食べる時間はもてない。ちょっと横にいて、食事の介助をしてもらえたらすごく有難い。」

○「(外出中は)ベビーカーをもってくれるとか、移動を少し介助してもらえたら。いてくれるだけで安心。」

　24時間看護を担う家族にとって大変な場面が日常に溢れていることは明白です。そして、これらの重責から家族の心身の負担が増すことは、家族環境を悪化させる要因ともなりかねず、小児緩和ケア児を育てる親と子の日常には多くの危うさが潜んでいることが分かりました。

●日常を支える非日常の体験

　子どものケアを365日担う家族は、小児緩和ケア児が家族に「チャンスをくれている」と話してくれました。このチャンスとは、子どもがきっかけをくれたことで、母親やその家族が児とともに欧州旅行へ行ったり、アミューズメントパークや空港のバックヤードを見学したりできたことを指しています。

　家族は、普段の生活では経験できない経験ができたことを「(○○ちゃんが)導いてくれた」「そういうふうに思えば、不幸とは思わない」と語りました。

　看護・介護を担う家族にとって必要な支援は、一時的な休息(レスパイト)の促進だけでなく、家庭や学校と異なる場所での非日常的な体験も含まれます。新しい刺激を受けることによって自宅で過ごす日常の時間をより豊かにできるのかもしれません。

❹-5 社会に果たせる役割

　私たちは、集団としての営みや組織的な営み(社会)の中で生活しています。そして、その社会ごとに他から区別される複数の共通項が存在し、複雑で多様な構造をもちます。また、人々はそれぞれに社会的役割をもちながら暮らしています。そこには相互交流や相互行為など、他に力をおよぼす働きが生まれていると考えられます。

　では、小児緩和ケア児にとっての社会、社会的役割とはどのようなものなのでしょうか。

●子ども同士で育つ

　遺伝子疾患のある小学生の子どもの家族は、学校(普通学級)での様子についてふり返ります。そして、わが子とクラスメイトが、子ども同士で一緒に成長していく様子を語ってくれました。

○「すごくお世話をしてくれる友だちもいて。『○○くんのこれも持ってきたよ』と上靴を履かせてくれたりするんです。」

○「『押してあげる』と言って、みんな車いすを押してくれる。」

○「子どもたちは、自然と受け入れて、特別に何かしてあげるとかじゃなくて、もうそれが普通という状況になっている。」

●学校以外で友だちと一緒に過ごす

　医療的ケアが必要な小学生の小児緩和ケア児を育てる家族は、学童期の特徴を踏まえて友だちとの関係を育み社会性の発達を促すことの重要性について、次のように語り、現状と課題については次のような問題も指摘しました。

○「学校以外で友達と遊ぶとか、家に行くとか、何かそういうことができたらいい。そうさせてあげたい。」

○「いつも常に(親が)ついている。」

◯「病気の理解を相手にもしてもらわないといけない。」

◯「学校の友だちと行けるような場所が必要。」

◯「習いごとをしているわけでもない。」

◯「遊ぶというよりも、関係をもつという経験が積めない。」

●地域で過ごすことで役割を果たす

　神経難病児を育てる母親は、わが子が地域の中で果たす役割について語ってくれました。

◯「地域の小学校に行く、中学校に行く。普通に過ごすことで、すべてにおいていろんな人と過ごせる。」

◯「私は、この子を"生きた教科書"と位置づけている。この子をみんなに知ってもらうことによって、介助のしかたであったり、声かけであったり、（みんなも支援が）できるんじゃないかと思っている。」

●緩和ケア児とともに存在する母親の役割

　小学校（普通学級）へ通う小児緩和ケア児に常につき添わなければならない家族は、自分の存在についてこのように説明しています。

◯「サポーターさんでもないし、〇〇ちゃんのママ。クラスメイトの子がコソッと私に、嫌なこととかを話してくれることがある。」

◯「クラスでは先生ではないけど、先生寄りな半面、秘密ごととかも話してくる。」

④-6 きょうだいの育ち

　小児緩和ケア児とそのきょうだいは、親と同じくらい、あるいはそれ以上に生活を共有する存在です。それゆえに、近年では、特別なニーズのある子ども（重い病気や障がいのある子ども）のきょうだいに対する支援の必要性が認知され、研究も進みつつあります。

　そこで、日々の生活をともにし、育児を担う家族の語りから、きょうだいの育ちと家族の思いに触れ、支援策を探るための一助としたいと思います。

●きょうだいの誕生とその後

　家族は、小児緩和ケア児のきょうだいの誕生について、期待と不安を抱いていたと話しました。

◯「やっぱりきょうだいがいたほうが何か変わるかなっていうのがあって。（その一方で）負担が増えるからどうかな、と思った。」

　また、以下のような微笑ましいエピソードも紹介してくれました。

◯「理解できる歳ではないけど、これはしていい、これはしてはだめっていうのを、教えていなくても感じとっていたみたい。」

◯「（兄自身も）他の子に何かされた時は、力が入ったりするのに、妹には何をされても優しく接し、怒らない。」

　家族から「きょうだいのために時間をつかいたい」という語りは複数聞かれたものの、小児緩和ケア児となかなか離れられず、時間の確保が難しい現状も見られました。

　例えば、遊戯施設の託児所に小児緩和ケア児をひとりで預けることはできないことから、次のような希望も話題に上りました。

◯「外出中、少しの間だけでも預かってもらえる託児所のようなものがあれば。」

　ある家族は、酸素や呼吸器、モニターなどが必要な小児緩和ケア児のショートステイの利用を決めたそうです。その理由として、次のようなきょうだいに対しての思いを語りました。

○「習いごととか旅行とか、やっぱり経験させてあげたい。」

○「一日中、何も気にせずにフリーで遊ばせたい。」

　ただし、この語りの中では、小児緩和ケア児がショートステイを利用することに関し、「○○にはかわいそうかもしれない」「○○には申しわけない」と自責の念を思わせるような言葉がくり返し聞かれました。

●きょうだいの我慢と成長

　小児緩和ケア児の入院中に、「兄（きょうだい）は面会ができず（小児病棟の入り口の）ドアの前で待っていた」というエピソードも語られました。きょうだいの年齢が上がり、病棟内へ入ることができるようになった時、次のようなやりとりがあったそうです。

○「兄（きょうだい）はそこ（病棟）に入れたことが嬉しかった、と話したのです。多分、自分が大きくなったっていうのを、言いたかったのかな。（病棟内が）見えないっていうのが一番不安だったんじゃないかな。」

　幼い時から医療が身近にあったきょうだいたちは、「医療職を目指す」と将来の夢を話し、実際、作業療法士や看護師を目指すきょうだいも多くいました。

○「幼い頃からドクターを見たり、ドクターにかまってもらったりしていた。」

○「医療職が身近だった。」

○「○○先生と働くと言うようになって。病院に連れて行ったり、家に支援者が来たりすることが、そういう職業への道しるべになってくれた。」

❹-7　子どもとの思い出づくり

　人と人が強い結びつきの中でともに時間を過ごすと、その記憶は深く心に残ります。そして、人に勇気や希望を与えてくれます。そのため、人々は日々、成長する子どもの一瞬一瞬の思い出を大切にしようとするのかもしれません。中でも、小児緩和ケア児とその家族が同じ時間を過ごし、同年代の子どもたちと同じような経験ができることはとても重要です。

　小児緩和ケア児と家族の思い出づくりに注目し、支援のあり方の示唆を得たいと思います。

●家族で外出を楽しむ

　体温調節が難しく、人工呼吸器を装着し、口腔内・気管内の吸引を必要とする小児緩和ケア児の家族の語りです。

○「今はモバイルバッテリーを活用して電気毛布をつかうなどの工夫をしながら、家族で公園や動物園、バーベキューやハロウィンイベントなどに出かけている。」

　外出が増える契機となったのは、妹の誕生であり、さらに、居宅訪問型児童発達支援事業に通い始めたのをきっかけに、徐々に家族が出かける時のコツを理解したことが背景にありました。

○「本人もいろんな刺激を受けて、表情も豊かになってきたのかなっていう感じがあります。」

　体温調節が難しく医療的ケアを必要とする小学生の家族は次のように語ってくれました。

○「ちょっと公園に遊びに行ったりとか、イベントに行ったりとか、映画を観たりとか。スーパーに行くと

かちょっとしたことでも、少しでも外出できた時は、すごくいきいきしてて楽しそう。（しかし体調によって）家を出るまで外出できるかどうかは分からない。」

○「外出の実現のために下調べをしてAプラン、Bプラン、Cプランぐらいまで考えている。」

その子がその場を楽しめるように環境を整えることに注力する家族の日常がうかがえました。

● 支援者とともに、同じ時間を楽しむ

居宅訪問型児童発達支援事業を利用し、小児緩和ケア児を育てる家族は、支援者とともに過ごす時間を「思い出づくり」と話し、次のように伝えてくれました。

○「（支援者とともに）家で、私も歌を歌ったり、一緒に療育できるから思い出にもなる。」

○「（療育中の）写真をいっぱい撮ってファイルにしている。」

○「もしかしたら、何が起こるか分からないから、やっぱり何でも思い出に残しておきたい。」

また、遺伝子疾患のある小児緩和ケア児の母親は、居宅訪問型児童発達支援事業を利用している経験について語る中、ケアに追われる日常をふり返り、わが子が遊ぶ様子から子どもの成長を実感し、新たな気づきを得ていました。

○「支援者（看護師や言語聴覚士など）が来てくれ、いろんな方向から発達を促してくれる。」

○「1時間みっちりプロの方に任せて、傍からわが子を見ることがあまりなかったので、客観的に見るのがすごく新鮮。」

そして、入院中の嬉しかった心に残るエピソードとしては次のような声も聞かれました。

○「看護師さんが、子どもの誕生日を祝ってくれたのがすごくいい思い出。」

○「看護師さんが絵を描いたお誕生日カードを持って、何人かで『お誕生日おめでとう』って来てくれた。すごく嬉しかった。」

さらに、小児緩和ケア児のおかげで普段経験できないことができることに目を向け、同じ時間を心から楽しむ家族の語りも見られました。

○「○○ちゃんが体験できないことを体験させてくれた。」

ふり返り＆まとめ

小児緩和ケア児は、症状が悪化しやすく状態が不安定であり、複数のケアが必要となることもあるため、子どもと家族は必然的に離れることができない状況です。また現状、居住地によって受けられる支援の内容に違いがあるため、支援を希望しても対象外となったり、つかいづらかったりするようです。そのため、家族は、子どもとその家族が安心して健やかに生きること（≒生活）を支えてくれる支援者との出会いや、制度の充実を切望していました。

支援者は、小児緩和ケア児とその家族の日常での困りごとや、家族以外との交流の少なさを理解しなければなりません。そして、地域の子ども同士の中で育ち、きょうだいや家族と外出を楽しんだり、支援者と一緒に遊びや療育に参加したりできるような支援体制を整備し、家族が子どもの成長を実感できるようにすることが大切です。

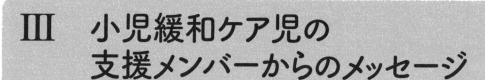 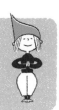

Ⅲ　小児緩和ケア児の支援メンバーからのメッセージ

❶ 家族の語りを自身の立場に活かすために ………… 西田千夏（大学教員、看護師）

　この章は、医療・教育・福祉・療法士・ボランティア等の専門職【表4・5】が、小児緩和ケア児と家族を支援するにあたり、「Ⅱ家族が語ってくれたこと（P12）」での記述をもとに、自身の専門性と活動内容を解説しています。

　小児の緩和ケア児の支援に関わるみなさんにとって、それぞれの立場と同じ、または近い立場の著者の文章を読むことで、ヒントになることが多くあると思います。また、自身と別の職種の方の文章を読むことで、子どもと家族を中心とした多職種ケア（学際的ケア・P11）につながればと願っています。

【表4】スペシャルキッズに関わる専門職など

医療系職種	人数（概数）
医師	32万人
歯科医師	10万人
看護師	166万人
薬剤師	30万人
療法士	20〜30万人

教育系職種	人数（概数）
教師（小学校）	42万人
教師（中学校）	25万人
教師（高等学校）	24万人
教師（特別支援学校）	8万人
教員（短期大学）	9万人
教員（大学：本務）	18万人
合計	126万人

その他	人数（概数）
介護福祉系	261万人
学生	290万人
ボランティア・NPO	不明

出典：厚生労働省 HP を参考に
岡崎 伸作成

【表5】スペシャルキッズサポーター（支援者）が入院中と在宅中に小児緩和ケア児を担当している頻度

	入院中	在宅中				
		外来通院時	自宅	学校	福祉系施設	社会
医師	◎	◎	△ ※1		△	
看護師	◎	◎	○	△ ※2	○	
薬剤師	○	○	▲ ※3		△	
心理士	▲				△	
技師、栄養士	○	△			△	
ソーシャルワーカー（MSW、PSW）	◎	○			◎	
HPS・CLS・こども療養支援士	▲	▲			▲ ※4	
教師	△ ※5		△ ※6	◎		▲
保育士（又は療育担当者）	△○		▲ ※7		○	
療法士（リハビリ：PT、OT、ST）	○		○		◎	
福祉関係者（ヘルパー、社会福祉士など）			△		◎	
音楽療法士	▲ ※8		▲ ※8		▲ ※8	
チャリティー活動・NPOなど	▲	▲	▲	▲	▲	▲

頻度　◎＞○＞○△＞△＞▲　研究者の経験に基づく目安（地域差が大きい）
以下が地域にいる場合のみ　※1 在宅医　※2 学校看護師　※3 訪問薬剤師／オンライン服薬指導　※4 看護師や保育士が兼務していることなども見られる
※5 院内学級／現籍校からの派遣制度　※6 訪問学級（特別支援校在籍児のみ）　※7 居宅訪問型児童発達支援事業　※8 音楽療法士が少ないため
出典：大阪市立総合医療センターの勤務経験から 岡崎 伸作成

❷ 小児科の医師から ･･････････････････････････････････････ 岡崎 伸（医師）

❷-1 小児緩和ケア児（病児・障がい児）に関わる医師の役割

　小児緩和ケア児の基礎疾患としては、血液・悪性疾患、神経難病、筋肉の病気、遺伝子の疾患、心臓の疾患、腎臓の疾患、代謝の疾患などがあり、多数の臓器にわたる病気も含まれます。

　小児緩和ケア児のように重篤な状態にある子どもの多くは、子ども病院や小児医療センターでは小児○○科（筆者の場合、小児脳神経内科）が担当します。大学病院などであればそれぞれの診療科のグループがあります。こちらでも小児の専門医が診療を行うケースが一般的です。

　小児において重篤な疾患は、種類が多いけれどそれぞれの発症頻度は低く、また専門医の数が限られています。人口密集地域においては専門医への受診が可能ですが、そうでない地域では専門医がいないことも多く、小児科の医師がすべての分野を担当していることもあります。

●発病の時に関わる医師

　疾患には、小児期のいずれかの時期に症状が出る疾患（後天性疾患）と、生まれつき症状がある疾患（先天性疾患）があります。

　前者には貧血や出血傾向（血が止まりにくくなること）や筋力低下など徐々に症状として現れるものが含まれます。乳児検診や診療所で小児科医が気づき、専門病院に紹介することで診断がつきます。

　検診や一般診療を担当する小児科医は、小さな症状から大きな病気を疑い、それを専門とする病院につなぐことが求められます。一方専門病院の医師は、検査などを組みあわせて最終的に診断し、それを家族に分かりやすく伝え、専門診療を行うことが求められます。

　先天性疾患については、染色体異常症や遺伝子疾患など治癒が難しいこともあり、さまざまな程度の運動障がいや知的障がいを合併することもあります。

　専門医は常に最新の治療を学び、できるだけ治癒を目指すとともに、けいれんなどの慢性的な症状を緩和させたり、栄養や呼吸が自力では不十分なときは、医療的ケアの導入をしたりと、その子が生きるための診療を行います。

●疾患の早期発見の大切さ

　先天性疾患の中には、胎児期のエコー、羊水検査・絨毛検査などで生まれる前に疾患が確定する場合もあります。産科・新生児科と連携しながら、家族の受け入れや在宅生活をエンパワメントし、家族に寄り添った定期的な診療を行います。

　小児の難病は数千種類あると言われ、また診断名がつかない例もあります。診療できても、治療方法がない疾患も多くあります。根本治療がある疾患では、早期発見、早期治療が大切なのは言うまでもありません。

●急性期治療や診断のための精査入院

　難病の場合、初期は入院で精査や治療を行うことが多くあります。入院では、小児科病棟看護師はかけがえのないパートナーです。加えて今の時代、とくに小児医療センターや子ども病院で

は、子どもと家族中心のケアとして、多職種の連携を目指しています。看護師の他にも薬剤師、栄養士、技師、療法士、保育士、HPS／CLS／子ども療養支援士、教師などで力をあわせた支援が必要とされます。ボランティアとの連携も、子どもにとって大切だと考えています。

●退院から在宅での生活の診療

　入院時の支援の充実について書きましたが、現在は入院でしかできない治療が終われば、早期退院の流れが主流です。そのため、在宅に移行する時の支援、在宅生活を維持することの支援は重要になります。小児緩和ケア児にとっても、在宅での生活が中心となります。在宅に移行し、外来診療となると、病院では主に医師（主治医）と外来で話をするのは1～3か月に1度のみになります。居住地域で在宅医、訪問看護、リハビリや療育園、福祉機関とは新たな連携が必要になりますが、地域によりつかえるソースは異なります。

　難病の中でも、特別な治療が必要な子どもや、てんかんなどの合併症により薬剤調整が必要な子どもは、在宅医療を受ける生活になっても検査の時や病状が悪化している時は短期間の入院が必要です。病状が安定し、いわゆる医療的ケアの管理が継続的に必要な状態になると、在宅医が往診してくれる地域もありますが、実際には小児を診療できる在宅医は少なく、大都市圏や一部の熱心な往診医のいる地域に限定されています。

　医療技術の向上とともに、小児緩和ケア児が18歳を過ぎて成人になるケースも増えています。そのような時には、成人を担当する医師へバトンタッチ（トランジション）が勧められます。

●エンドオブライフにあたって

　小児緩和ケア児において元気で過ごせる子どもが増加していますが、どんなに医療技術が向上しても助けられない子どもがいなくなることはありません。

　小児緩和ケア児は生命のリスクが高く、治療法がないこともしばしばあります。治療を続けていてもいずれは症状が進行していくことがあります。しかし余命は判断しにくいのが子どもなのです。主治医は、そのような状況の中でも、その子どもの将来の見通しをできるだけ客観的に捉え、エンドオブライフ（終末期）を考えないといけません。

　そして家族に、わが子に死が近づいていることを伝え、その病状の理解を助けなければいけません。家族にとって受け入れがたいことではありますが、さまざまな工夫で寄り添いながら伝えていく必要があります。

　スタッフチームに対しても同様です。医師がエンドオブライフに入ったことをスタッフチームに伝えることは、その子に残された時間をその子らしく有意義に過ごしてもらえるよう、またご家族にその子と過ごす有意義な時間を確保してもらえるよう、スタッフチームが支援を充足させるきっかけになるのです。

❷-2 本研究（家族の声から）で示唆された新たな視点や再発見

　今回の調査によって、家族の言葉から家族がどんな状態になっても、「病状がよくなること」への思いが強いことが示されていたことと思います。

　難病においては、検査をしても、どうしても診断がつかないまま長期経過することもあります。検査結果が正常であるのはとてもよいことですが、けいれん等の症状は実際にあるため何らかの

病気があると思われる家族には、診断名が結果的につかないことへの不安が大きいことを、認識する必要があります。

●「生きる体験」を聞く時に思うこと

　今回の家族の声を聞き、病状が重くても「遊び」「音楽」「発達」といったさまざまな願いがあることを再認識しました。普段医師は、診断、治療、フォローアップといった医療面での役割を担っており、このような家族の思いに触れることは少ないため、改めて家族の言葉を聞き理解を得ました。

　とくに小児緩和ケアでは、身体的・精神的・社会的・スピリチュアルな全人的ケア（トータルケア・P9）が目指されます。このためには声を聞かねばなりません。どの臨床医にも、このような家族の思いを聞く機会の重要性を今一度認識してほしいと思います。

ふり返り＆まとめ

　私は小児専門医のスペシャリティーとして思いを書かせていただきましたが、本書は看護師、療法士、教員、福祉士など、さまざまな方々が、それぞれのスペシャリティーを書いてくださり、また家族の声にそれぞれの立場からのコメントを寄せてくださいました。

　とても貴重な機会だと思いますので、ぜひ読み比べていただき、それぞれのスペシャリティーと思いを知っていただければと思います。

　そして、小児緩和ケア児と家族に向けた連携がシームレスになるように考えていくヒントとなれば幸いです。

❸ 小児病棟の看護師から ‥‥‥‥‥‥‥‥‥‥‥‥‥‥‥ 西田千夏（大学教員、看護師）

❸-1 入院治療をしている小児緩和ケア児と家族に対する看護師の役割

　小児緩和ケア児は、小児期に発症した病気によって、成人に達することができない、あるいは成人に達しても比較的早期（およそ40歳くらいまで）に死を迎える疾患を抱えています。疾患名としては、小児がん、先天性心疾患、染色体異常、進行性の中枢神経疾患、神経筋疾患、代謝疾患、脳性麻痺などです（多田羅、2016）。

　病棟看護師がこのような小児緩和ケア児と接するのは、診断前から何らかの急性的な治療が必要な状況が発生している状況や、確定診断を受けて間もない時期です。他にも小児がんなど長期の治療を要する状況、医療的ケア児など急性期治療が終了し在宅に以降する段階、在宅生活の子どもが治療を要する状態になった時、病院でエンドオブライフを迎える時などが挙げられます。

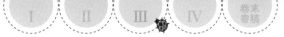

●確定診断を受ける前・受けて間もない頃の役割

　子どもの病気は急激に発症することが多く、回復も早いが悪化も早いという特徴があります。次に起こりうる状況を予測したうえで子どもの身体的側面を整える看護をしなくてはなりません。さらに、急な環境変化に混乱する子どもや家族に、落ち着いた態度で接し、不安が増強しないよう傾聴の姿勢で接することが重要となります。

　すぐに完治するものではない診断名を告げられた家族は、危機理論（Fink，1967）における「ショック」や、障害受容過程（Drotar，1975）における「否認」などが見られます。これは障がいを受容し適応していく最初の段階にあると考えられます。揺れ動く感情を家族が表出できるよう、受容した態度で傾聴する姿勢が病棟看護師には求められます。

●長期入院を必要とする時の役割

　長期入院を必要とする状況としては、小児がんや心疾患、腎臓疾患などの慢性疾患が考えられます。急性期では、生命維持のための高度医療に対応する力や、さまざまな苦痛を緩和するためのきめ細かいケアが必要とされています。急性期においても、子どもはその年齢に応じた社会の中で成長（発達）する存在であることを忘れてはなりませんが、とくに入院が長期にわたる場合には、社会支援の視点が重要になります。成長（発達）に応じた入院生活の保障、社会との関係継続に向けた支援を行うため、子どもの成長（発達）を支援する多職種との連携の力も欠かせません。

●急性期治療が終了し在宅に移行する段階での役割

　慢性疾患により、自宅で自己注射や人工呼吸器管理などの医療行為や医療的ケアを実施する場合があります。在宅での実施は主に家族が担いますが、年齢や発達段階によっては子ども自身が実施することもあります。

　子どもと家族が安心してケアを実施できるようになるため、看護師は入院中に家族が技術を習得できることを目指して関与します。焦らず、家族や子どもの意思に応じて、的確な技術や緊急時の対応を身につけられるよう支援する必要があります。

　また、在宅療養に関係する機関への連携も重要です。子どもと家族が安心して在宅に移行できるように、退院支援カンファレンスで退院後のサービスの情報共有を行います。

●在宅で過ごしている子どもが治療を要する状態になった時の役割

　病棟看護師は、小児緩和ケア児が過ごしたい場所で過ごし、成長（発達）できる社会に属して「生きる体験（P11）」を重ねられるように支援します。

　しかし、日常生活の中で体調を整えるために留意すべきことは多く、どれだけ留意しても小児緩和ケア児は体調悪化しやすいという特徴があります。在宅で過ごしても、再び入院することは少なくありません。病棟看護師はそのときに関与することになります。

　在宅ケアが長くなると、子どもも成長しケアの方法が変化します。病棟看護師は子どもの日常には関わっていないため、一時入院した際に子どもに適切なケアを実施する難しさがあります。治療を確実に実施するための看護だけでなく、日常ケアの実施のために、家族や訪問看護師との連携を密にして、安全・安楽な入院生活が送れるよう支援することが求められます。

●病院でエンドオブライフを迎えるときの役割

　小児緩和ケア児が最期を迎えるのは、多くの場合病院です。日本看護学会では「子どものエンドオブライフケア指針」（2019）を示しています。子どもの心理・社会的な痛みを軽減し、できるだけ家族と穏やかな時間を過ごせるよう支援することで、病とともにある子どもが最善の生を生きることができることを目指していきたいと考えます。

　子どもが最善の生を生きるため、看護師は身体、精神、社会、スピリチュアルな側面を、寄り添いながら支援することが求められているのです。

❸-2 本研究（家族の声から）で示唆された新たな視点や再発見

●生きる見通しを得るために何ができるか

　本研究で対象とする小児緩和ケア児の家族は、なかなか診断がつかない状態や、一般的ではない病名が診断されたことによって、大きなとまどいを感じることが多かったようです。

◯「何か月もかけて4つ目の病院でやっと診断された。」

◯「何の病気かいろいろ先生調べてくれて、診断がついたのは3年後だった。」

　病棟看護師は、大きな不安を感じている家族に対して自分は何もできないと考えるかもしれません。実はその看護師の思いは、ささいな態度から家族に伝わっていることもあるのです。

◯「看護師がまわってこない時間に泣いていた。」

　このような家族の言葉からは、看護師には言えない、言っても解決しない、言っても困らせるから、といった思いがあります。それは「言われても困る」という看護師の思いを、家族が読みとっていたからとも考えられます。

　家族に話してもらうことが必ずしも必要なことではありません。でも、話してもいいと思ってもらえるきっかけをつくることは大切です。

"今私は話を聞くことができる" という態度で「先生から診断のことでお話がありましたか？」とひと言だけでもかけられれば、家族は話したいことを話せるのではないでしょうか。

「生きる見通し」がつかない状況で、小児緩和ケア児の家族は、診断や治療法がはっきりしてほしい、治る見通しを得たいと願っているものです。病棟看護師は、その願いを叶えることはできません。しかしながら家族は、医師の「治療法は進歩する。歩けるようになるかもしれない。希望を捨てないでやっていきましょう」という言葉に「希望」をもつことができていました。病棟看護師は、家族がどんな小さなことでもいいから希望をもちたいと願っていることを忘れてはなりません。

　また、生きるためだけではなく、入院生活に対する希望もあります。看護師は、入院中に一番長く子どもや家族に接しています。病院食や病室環境に対する希望、子どもの子どもらしい生活が保障されることへの希望などに気づくことができるはずです。

◯「病棟保育士にもっと自分の子のところに来てもらいたかった。」

　この言葉から、入院中の子どもの「生きる体験」を支えることで、家族は希望を見出すことを知っておく必要があります。

●居宅支援への移行での新たな視点

　病棟看護師には、子どもと家族が在宅で「生きる体験」を十分得られるために、入院中にでき

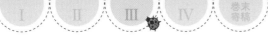

る限りの環境を整えて送り出すことが求められます。

　家に帰ってもなお「医療的ケアと介護をくり返す日常」があるということが、家族のQOLから見ていい状況ではないことは、病棟看護師なら想像できるでしょう。できる限り居宅支援の情報を開示し、できればその支援の細かい情報も得ておくといいと思います。

○「浴室の掃除に気をつかうくらいなら自分で子どもの世話をしたほうが気は楽。」

　本研究の母親にこのような発言も見られました。病棟看護師は、できるだけ訪問看護や介護を入れたらいい、という考えではなく、それにまつわる家族の思いを丁寧に傾聴する必要があります。掃除に気をつかう家族は少なくないでしょうから、本研究での家族が、どのようにして気をつかわなくなったか、どのように救われたかを一事例として話すことでも、家族の気負いを軽減できることにつながると考えられます。

　また、家族から気をつかわれないことが支援者にとっての喜びだという訪問支援者側の声も、入院中から家族に届けることが必要ではないでしょうか。病棟看護師は、在宅移行後の家族の負担の軽減には目が向きます。でも、子どもの発達支援までは手が届かないのが現実です。本研究では、居宅で遊びを提供する居宅訪問型児童発達支援が、子どもと家族にとってどれだけ大きな役割を果たしているかが示されていました。こういった支援の情報提供も欠かせません。日常生活の支援の情報だけでなく、旅行や外出といった「非日常」体験の支援もあります。これらを退院してすぐに必要な支援ではないと考えてしまうのではなく、こういった支援により子どもらしい「生きる体験」が得られることを、看護師が家族に伝えれば、家族の希望にもなるのではないでしょうか。

ふり返り＆まとめ

　本研究で語られた家族は、長く在宅療養をしている家族が主でした。病棟看護師と接するのは、診断前後や病状の安定しない急性期のため、多くの家族にとって病棟看護師との接触はかなり過去の経験です。

　しかし、ご家族はつい昨日のことのように、病院での経験を語っておられました。生まれてすぐ、または成長している幸せな状態から一転し、生命の危険にさらされた危機的な状況下での接触だったため、記憶が鮮明だったのだろうと考えられます。病棟看護師は、そういった揺れ動きの大きい時期に子どもと家族に接しています。

　また、当時の直接的な看護師との関わりからだけではなく、その後の生活に関する語りからも、病棟看護師として得られる示唆が示されました。今回の母親の語りから得られた示唆は、行動を具体化できるものだったと言えるでしょう。今後、この知見を小児病棟に勤務する看護師に伝え、どのように実践に結びつけるかについても、検討を重ねたいと考えています。

❹ 訪問看護師から（家族のケアを中心に）・・・・・・・・・・・・・・・・・・ 岩出るり子（看護師）

❹-1 小児在宅療養者への訪問看護師の関わり

　誰しも子どもの誕生とともに母親になるのではなく、ミルクをあげておむつを替えて少しずつ母になっていくものです。小児緩和ケア児の多くは、それ以外にさらに高度医療ケアを必要としており、子どもたちの母親はそこに、ミルクの注入や酸素の値の把握、吸引といったさまざまな医療的ケアも習得して初めて、家で子どもと生活することができます。

　その間母親は、いろいろな不安と葛藤を抱えるものです。聞きとり調査によると、①医療的ケアへの不安②子どもの状態変化に対する不安③きょうだい児への関わり方への不安④家族内のバランス⑤将来への不安などが見られました。

●入院から在宅移行時にできること

　訪問看護は、主治医の指示のもと医療保険をつかって看護師が訪問する制度です。訪問看護師は、この制度で在宅を訪問しこれらの不安を軽減するとともに、在宅移行時から、子どもへの医療ケアや育児全般に関わり、生きていくことをサポートしています。

　退院時に、救急の蘇生法を学んでくるなど、ご家族は常に子どもの生命と向きあって生きておられます。訪問看護師はそのほんのわずかな時間しか関わることができませんが、子どもと家族が安心して過ごせるように支援したいと思います。

　在宅移行するにあたり、退院前の調整会議で専門病院の看護師・主治医と、安全安心な生活ができるように必要なサービスの調整を行います。例えば、在宅移行後酸素の値がどれくらい低下した場合に病院に連絡すればいいのか？　など、病院への受診や連絡のタイミングに悩む方は少なくありません。退院調整会議の中で起こり得ることを想定し、誰がどのように関わるのか、ご家族の不安を解決していかなければなりません。

　ある母親の話です。退院したその日の夜に子どもの状態が変化し、「帰って来たその日なので、すぐに病院に連絡できない」「病棟にかけていいのか、小児科外来か？」などと悩んだうえ、訪問看護師に連絡しました。訪問看護は24時間対応体制というものがあり、不安になった時はいつでも看護師と連携を取ることができます（訪問看護事業所が体制可能で届け出ている場合のみ）。退院調整会議での決定事項や子どもの状態をお聞きし、受診や病院連携の必要性をご家族と一緒に考え、様子を見ます。

　翌日訪問すると、「話をしただけで落ち着くことができた」「こういう時はどう自分が動けばいいか分かった」と言われました。また、退院調整会議を行うことで、病院・在宅それぞれの医療従事者が同じ方向でご家族を支援できます。在宅ではどういう時に誰に連絡すればいいのかという家族支援まで行うことも重要となります。

●地域における小児訪問看護の役割と目指すところ

　小児訪問看護師の役割として、①在宅移行期の家族支援②医療ケアの担い手③病状把握と医師との連携④家族支援（母親のレスパイトと療育支援）⑤成長（発達）にあわせた環境整備⑥関係機関との連携があります。これらの支援を行うにあたり、どこの訪問看護ステーションでも対応

できることが望ましいでしょう。

　しかしながら、地域による格差は否めません。大阪府訪問看護ステーション協会2019年実態調査によると、小児の訪問看護の受け入れ体制について、「受け入れ体制あり」は28.1％なのに対して「相談により受け入れあり」は22.1％でした。受け入れられるステーションは大阪府内のステーションの50％です。「相談により」というのは、子どもの状況や、看護師の人数次第では難しいという状況が重なっていると考えられます。

　小児の訪問看護ステーションの数は、まだまだ成人のように十分ではありません。しかし私が所属するステーションのように小児訪問看護に取り組んでいる事業所が中心となり、実技研修や相談コンサル機能を充実させ、小児訪問看護の受け入れ事業数の拡大に取り組んでいるところは少なくありません。

「成人の患者さんしか見たことがない」という訪問看護ステーションへの対応方法として、①慣れているステーションと協力し2か所で介入②コンサルできるステーションを確保③病院と連携し退院前に技術の確認④往診医との連携で看護師の不安軽減などが考えられます。

　まずは、複数事業所の体制で小児緩和ケア児に関わり、そこから対応可能なステーションへとつなげていきたいと考えています。

●訪問でできる医療体制について

　小児緩和ケア児に対応できる往診医は徐々に増えつつあり、往診時に①気管カニューレ（気管に挿入する管）の交換②定期的な往診による状態観察③緊急時の対応④内服薬処方などを行っています。大阪でも小児科医会の医師が中心となり在宅医療の推進のために日々尽力されています。また、小児訪問看護ステーションや看護協会との定期的な会議により、小児在宅医療を必要とする子どもが安心して生活するための環境づくりを行っています。

　先に述べたように、医療保険で訪問看護サービスは提供できます。①訪問回数週3日（医療ケアの状況により毎日訪問と1日2回の訪問が可能）②訪問時間30分〜1時間30分③緊急時の相談と訪問（24時間対応体制加算をとっているステーションのみ可能）。

　例えば、気管を切開し人工呼吸器を装着している子どもの場合、毎日訪問で1日に2回訪問できます。午前中に医療ケアと入浴などを行い、午後からは状態観察や、母親がきょうだい児を保育園に迎えに行くためのレスパイトを行うという計画で訪問することができます。

　訪問看護時対応できる医療ケアは、人工呼吸器管理（設定変更などは不可）、気管切開カニューレ管理（カニューレ交換は不可）、経管栄養（経鼻、胃ろう）、吸引（口腔・気管切開）、緊急時蘇生（アンビュー）、酸素管理、IVH管理、腹膜透析、ストマ、膀胱ろうなどです。

　訪問看護師は、常時いるわけではないため、家族が医療行為を行えることが基本です。家族によって、当然医療行為への不安や実際の技量の差が出てくるため、どこまでできていて、どこをサポートすれば在宅移行できるかを、病院と相談し、そのサポートにあたります。

❹-2 本研究（家族の声から）で示唆された新たな視点や再発見

　小児緩和ケア児の家族の中には、多くの医療ケアを必要とする子どもが在宅に移行し、家族間の役割に変化が生じることにとまどう人もたくさんいます。本研究内の家族の声の中にも「母親自身も、きょうだいであるお兄ちゃんも大切」という声があり、在宅でのケアの難しさが垣間見

られました。

●家族を支える訪問看護の必要性

　実際に関わったケースの中にも、脳障がいにより経口摂取不可、経鼻カテーテル挿入と頻回の吸引を必要とする子どもへの訪問看護の依頼がありました。母親が「障がいの子どもを見ることができません」とケアを拒否していたことから、病院に来てもらい看護をしていました。

　この母親の話を傾聴すると、兄の運動会や生活発表会など保育所の行事が多く、障がいのある子だけにかかりきりになれないという思いが見られました。

🗨「(障がいのある)この子もかわいいけど連れて帰ったら、(きょうだいである)お兄ちゃんにもすごく負担をかける。」

🗨「この子は専門のところで診てもらうほうがいいと思う。」

　母親の小児緩和ケア児への愛着を確認したうえで、母親に訪問看護が利用できることを提示しました。兄の行事の際には、訪問看護師が長時間訪問看護で介入し、家族で兄の行事に参加できることや、不安な時は24時間電話できることを説明しました。

　母親は徐々に表情が変わり「頑張ってみようかな」と話すようになりました。その後子どもは退院し、在宅で3歳半まで過ごし、永眠しました。その後、母親は次のように語ってくれました。

🗨「この子のためにたくさんの人が動いてくれていることを知った。ひとりじゃないと思うと頑張れた。落ち着いたら介護の仕事をしてみたい。」

　不安に思うこと、必要だと思うことは人それぞれ異なります。家族構成や協力体制にあわせて、訪問看護師として家族全体を支えていく必要があると思います。

●"生きる"を支える訪問看護師の役割

　小児緩和ケア児の医療ケア補助や子ども自身の支援は当然のことながら、訪問看護師はその家族の将来的な生活をも支えていく必要があります。小児訪問看護とは、病院から在宅へ移行したその時から、その子が生きていくことを支える看護なのです。

　そこには、子どもの成長(発達)にともなったさまざまな環境の変化があります。その環境の変化に柔軟に対応し家族も含めた"生きる"を支えることが大切です。

🦋 **ふり返り&まとめ**

　ここでは、主に病院から在宅移行時の訪問看護師の役割と訪問看護の詳細について述べました。病院での救命により命の危険を乗りこえ、在宅に移行する子どもたちと家族がいます。子どもを家に連れて帰るために、家族は蘇生法を学び、その後は常に命の危険と隣りあわせの中で生活します。その緊張感と不安ははかり知れないものがあるでしょう。

　このスタート時点から、子どもと家族が安全安心な生活が送れるように関わっていくのが訪問看護師なのです。まず、在宅での生活リズムを整え、そこから地域社会へと子どもの活動の場を広げ、成長(発達)を続けていくことが望まれます。訪問看護師はそこに寄り添う存在でありたいと思います。

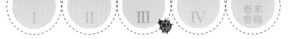

❺ 訪問看護から（子どもの時間を中心に）········ 西尾恵美
（看護師、ホスピタルプレイスペシャリスト）

❺-1 在宅生活を支えるための訪問看護師の役割
（在宅生活が長期化になる中での視点）

　ここでは訪問看護師による小児緩和ケア児への遊びの支援（ホスピタル・プレイ）の有効性を含めた在宅支援を考察していきます。在宅生活が長期になると、ライフステージに応じて新たな課題が生じます。訪問看護師はあらゆる場面を想定しながら子どもと家族をサポートする必要があります。

●在宅生活が長期におよぶ中で安心した生活を続けるための役割
　在宅生活に慣れてきてからでも、「いつもと違う」様子に気づき、体調の判断を共有し、緊急で何か起きたら落ち着いて対応できなければなりません。訪問看護師には対応方法を定期的に確認し、子どもの生命の安全、健康維持をサポートする役割があります。
　また医療機関との連携の役割も担っており、必要な環境調整を行います。家族が想定しづらい災害などにも対処できるよう、情報提供を行い、普段から自助できるよう必要物品の準備や手段を確認します。

●社会資源の橋渡しとしてや調整役としての役割
　小児緩和ケア児には複数の医療機器（医療デバイス）が必要です。こうした医療機器を携えて外出すら困難な家族が、孤立してしまうことは珍しくありません。訪問看護師は家族が24時間子どもの介護にあたる現状を考える必要があります。
　親の体調や心理が、子どもに影響を与える母子相互作用を考慮しながら、家族のケア能力を高めるためにどのような支援が必要かを検討します。社会資源の橋渡しや多職種チームで情報を共有できる調整役を担っています。

●子どもと家族のワクワクする気持ちを引き出し新たな世界に誘う役割
　訪問看護師は遊びの重要性を理解し、子どもらしい場面を発見できる時間を確保する役割があります。家族も一緒に遊び、子どもが楽しむ姿やワクワクする気持ちを感じられるような、新たな世界に誘うことも大切です。

●成長（発達）を支え、大人への準備をサポートする役割・将来を支える役割
　子どもの成長（発達）へのサポートは、一時的なものではなく、継続しなければなりません。訪問看護師は、子どもが身体的にも精神的にも成長し大人になることを考えて支援を行います。大人になりゆく子どもたちにとっての最善の利益を考え、子どもと家族が望む将来を支える役割があります。

●在宅でエンドオブライフケアをともに考える役割

　小児緩和ケア児は原疾患が重篤である場合が多く、子どもは抵抗力や予備能力も乏しいので生命の危険が常に隣りあわせです。訪問看護師は終末期の側面も考慮し、情報提供や具体的な事例を紹介したり、時にエンドオブライフケアをともに考えサポートしなければなりません。

❺-2 本研究（家族から）示唆された新たな視点や再発見

　「生きる見通し（P24）」の項目からは、まさに子どもの状態が変化するたび、家族の心理過程が複雑になること（中田、1995）について考えさせられました。一方「個性・病状を踏まえた成長（発達）への願い（P12）」からは、子どもの幸せは親の幸せとイコールなのだと考えさせられました（橘、2017）。両者の関係性が重要であり、「生きる体験（P11）」は「生きる見通し」となり得ることが再確認できました。小児緩和ケア児の親の揺れる気持ちの理解と、家族の願いの両者の視点が小児緩和ケア児の在宅生活をサポートする大きなカギとなるでしょう。

●遊びで親と子どもの気持ちがつながる空間・安心できる絆の形成への支援

　小児緩和ケア児の中には、重度の障がいがあるために、体を動かせる範囲に制限があったり、顔の表情をつくり出したりすることが困難だったりする場合があります。母親は「わが子が笑わない」「わが子の反応の読みとりができない」ことを自分の責任だと捉えてしまうことがあります。

　その中で遊びは、子どもの感情をつくり出すチャンスになります。限られた動きで子どもが感情を表出する様子を見て、母親は喜びを覚えます。「個性・病状を踏まえた成長（発達）への願い」では、遊びによって親と子の気持ちがつながる空間がつくり出されることが分かりました。松平（2010）は遊びがコミュニケーションのツールとなり、安心できる絆の形成（愛着形成、ボウルビィ）や親と子の安心感や信頼感を養う育児支援につながるとし、それを「わが子に出会い直す旅」と表現しています。

　さらに「個性・病状を踏まえた成長（発達）への願い」で、親は遊びを通じて子ども観（子どもらしさ）の変化を見出し、子ども自身がその人生の主役であることに気づくのだと感じました。遊びは子どものもつ力を引き出します。その効果ははかり知れません。健常な子どもたちが毎日遊ぶように、小児緩和ケア児にも遊びは欠かせないのです。

　現在英国ではHPS（ホスピタルプレイスペシャリスト）など遊びの専門員が各地域にも配属され、在宅で遊びの支援をしています。その効果や重要性が盛んに論じられ（松平、2010）、遊びが子どもの「生きる体験」を支えていることが明らかになりつつあります。

　子どもにとって遊びに関する専門的な支えになったり、遊び時間を保障したりするコーディネーターの位置づけが必要です。

●子どもの将来への見通し・生活の向上の視点

　「一般的な子どもの生活の違いの大きさ」「幼稚園・学校への受け入れ体制の不足」は、親の諦めの気持ちを助長する可能性があると示唆できます。一方で「支援者（保育士、保健師、看護師、医師、支援員など）による『生きる体験』への関与」により「わが子ができる」という場面を提供できるようになります。「できない」時に「こうすればできる」を考え、子どもの将来への見通しや、生活の向上の視点を引き出していくのです。

そして、子どもの「life」を「生活や人生」として見ること、家族の役割機能を変化（田中、2018）させること、アイデンティティの確立に向け知識や経験を積み上げる支援をすることにより、トランジション（小児から成人への移行）につなげることができます。

また、ICF（国際生活機能分類 - 国際障害分類改訂版　小児は6Ｆ・P74）を意識することで、多職種による支援の目的が生活の質的な向上であることを共有でき、活動や社会参加を促し、子どもと家族のやりたいことを実現するという視点も生まれるのではないかと思われます。

「きょうだいの育ち（P39）」からは、きょうだいも重視して支援する必要性を再確認できます。イギリスではきょうだい支援が公的施策として認められる中、日本ではまだ体制整備とプログラムが構築されていません（阿部美穂子、2021）。しかし、きょうだいは小児緩和ケア児と一緒に育つからこそ、喜びや楽しさを共有することができ、家族全体としての強みを発揮することができます。訪問看護師は長期的・定期的な自宅への訪問により、家族全体の状況を理解できます。そして、医療者としてだけでなく話し相手としても家族に安心感を与えることができます。家族の描く物語に参加するかのように、親戚や友のような感覚で家族に寄り添うことができるのです。

だからこそ、重い病気や障がいがある人に自然な寿命としての機能低下が訪れた時、在宅での看取りを支援でき、最後まで「生きる体験」を支えることができます。

ふり返り＆まとめ

家族の複雑な心理過程の中、子どもの「生きる体験」の支援が、愛情を深めて子育てできる力になることがあります。訪問看護師は、在宅生活の中で揺れる親の心理的特徴を理解し、家族の気持ちに寄り添う伴走者のような役割や、一歩踏み込むことで家族の新しい発見を引き出す役割があります。

「バクバクの会（人工呼吸器をつけた子の親の会）」の平本氏は、バスや新幹線に乗り、映画やショッピングを、支援を受けて楽しむ生活について「入院していた当時からすれば夢にも思わなかった状況であるが、娘の『命』と『思い』を大切にしてきた結果だ」と述べています。子どもにとっての幸せを家族とともに考え、小児医療の最大のテーマである人権と尊厳を守り、子どもの最善の利益を問い続けることが重要なのです（船戸、2012）。

子どもの遊ぶすがたから今日も学び、「生まれてきてくれてありがとう」と生命の誕生のすばらしさを伝えることが「生きる体験」をサポートするわれわれの使命であると感じています。

❻ ホスピタルプレイスペシャリストから ・・・・・・・ 河本鈴代（看護師、ホスピタルプレイスペシャリスト）

❻-1 ホスピタルプレイスペシャリストについて

専門医療現場では治療やリスク管理が優先され、生命を守ることを重視した視点でみんなが関わりますが、遊びを通じて入院や通院している子どものストレスを軽減し、治療をサポートするのがホスピタルプレイスペシャリスト（以下 HPS）です。

HPS はイギリスで発祥した職種で、1985 年に国家資格として承認されて、現在は国内の 90%

以上の小児科で、医療チームの一員として従事しています。米国においても、1982年からチャイルドライフスペシャリスト（CLS）がイギリスのHPSと同様に、400以上ある小児病院などの医療施設で、闘病生活を送る子どもやその家族のサポートを行っています。日本においても、HPS、CLSの利点を取り入れたこども療養支援士（CCS：child care staff）が育成されています。2020年からすべての小児がん拠点病院（15機関、2018年4月1日現在）でHPS、CLS、CCSのいずれかの資格者が専属配置されています。しかし、対象患児の数に対して圧倒的にその数が不足しているのが現状です。

今回、HPSの立場から見た小児緩和ケア児の支援をお話しします。

● HPSの活動について

HPSは、子どもを主人公（チルドレン・ファースト）として捉え、遊びを"力"に子どもが病気や困難を乗りこえられるように支援することを意識しています。子どもにとって遊びは必要なこと、そして子どもの権利であることは他の章でも触れられていましたが、子どもの権利条約、病院の子ども憲章、医療における子ども憲章は、まさにそれを示しています。HPSは、子どもの権利（遊び）を守ります。

●遊びが引き出す子どもの力

・子どものニーズに即した遊び

安心感を得たり、感情を吐き出したり、苦痛をやわらげたり、医療への理解を深めたり……、子どもは、遊びを通してさまざまな力を発揮します。その遊びの種類にも、感覚を刺激する遊び、意識を集中させる遊び、能動的に表現する遊びなどがあり、一人ひとりの子どもにあわせて、必要なとき、必要なだけ、適切な遊びをアレンジします。

・病気そのものや治療の進め方に対する心の準備

ケアや処置で、痛くないと言われて行ったら痛かった、嫌だと言っているのに聞いてくれない、大人は何も教えてくれない、そうした悲しい医療体験をしないために、子どもは子どもなりに自身の状況を理解して納得しておく必要があります。

そういった入院中の子どもの不安軽減のため、プレパレーションとディストラクションということも行います。まずプレパレーションですが、検査や治療のつらさ（痛み）や恐怖など大きな不安が軽減する方法です。初めて見る物、初めて会う人、見慣れない機械、道具に、新しい体験。家にいながらも子どもは医療に出会うため、どんな人に出会うのか、どんなことをするのかなど不安でいっぱいですので、前もって知っておくことが重要です。事前に発達段階に応じた説明を行うことで、恐怖心や不安を最小限にしていきます。子どもの気持ちに応じて、話したり、聴いたり、ときには写真や模型を用いたりして、子どもが疑問や誤解に混乱することがないようサポートします。プレパレーションがうまく入ると、子どもは治療に前向きになれます。

ディストラクションは、実際に処置中に遊びなどで子どもの気をそらし、不安や痛みを軽減させることです。子どもにあわせて、対策を考えたり、作戦を立てたり、予行演習をしたりすることで、子どもが余計な緊張や興奮をやわらげられるようサポートしています。"医療者が医療を施すこと"は大切ですが、"子どもが医療を乗り切ること"を重視することがさらに大切だと考えています。

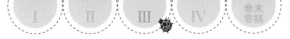

●遊びの重要性

子どもにとって遊びとは、遊ぶこと自体が目的となります。心身の発達に重要な役割を担います。小児緩和ケア児にとっても、遊びは、コミュニケーション、知性、情緒、運動能力を発達・成長させるうえで欠かせません。

しかし、障がいが重いと遊びの経験が乏しくなりがちです。"障がいがあるから"ではなく、"障がいがあることによって"出会う、当たり前の日常や遊びが狭まれてしまいます。

遊びの機会を提供する、遊びの支援は大切です。また、家族が医療的ケア、身のまわりの世話、家事、仕事で精一杯であり、一緒に遊ぶ機会をもてないこともあります。医療的ケアを理由に保育園や幼稚園への受け入れが困難こともあります。在宅での遊びは、子どもたちとしっかり関わりあいます。だからこそ、私たちは子どもの小さな変化や成長に気づくことができるでしょう。こうした小さな変化に気づく力が求められると思います。子どもたちの気持ちを探って、そこに思いをはせる。遊ばせてあげるのではなく、一緒に遊ぶ。楽しみを共有することが大切です。

遊びは、家族ときょうだい、支援者との架け橋です。遊びをつなげることが重要だと考えます。

●家族に対する支援

小児緩和ケア児は、家族からの支えが不可欠であることから、家族・きょうだい児へのサポートも必要となります。家族は、なかなか自分だけの時間を過ごせないため、家族のための時間、きょうだいのための時間をつくることも訪問のひとつの意義です。

きょうだいにだけの特別な遊び、きょうだいの好きなことに特化した遊び、家族のための余暇、アロマセラピー、クラフト、音楽など、訪問時にひと時でも自分の時間をつくれるようにしています。家族やきょうだいの楽しみと笑顔は、小児緩和ケア児の笑顔につながります。

この特別な時間によって、小児緩和ケア児の母親、きょうだいではなく、それぞれがひとりの人として存在することができます。韓流ドラマの好きな家族、麻雀が好きな家族、アイドルが好きなきょうだい……。何気ない会話や遊びや余暇が、支援者と家族きょうだいをつないでくれます。家族が自分の気持ちを表現しやすい関係をつくることにも、遊びは大きな力になります。

❻-2 本研究（家族の声から）で示唆された新たな視点や再発見

小児緩和ケア児の遊びは、家族、きょうだいや保育士、教諭、看護師、セラピスト、臨床心理士など、多くの専門職が関わります。それぞれの専門職の視点で、子どもと家族の地域での生活を支えていきますが、遊びの支援が途切れないようにつないでいくことが大切です。専門職がそれぞれ遊びを心がけることや、遊びのスペシャリストや遊びのボランティアの参加など、専門性だけでなく、幅広いスキルをもつ者も含めたチームアプローチの体系を見出していく必要があります。

●子どもの感覚を知るために必要なこと

好きな遊びを探索するように、好きな感覚を探索していきます。

このにおい好き　この触感好き　この声好き

この光・色好き　この味好き　この遊具好き　この温度が良い　などなど

感覚で遊ぶうえで大切なことは、苦手な感覚もしっかり探索すること。子どもは何が苦手なのかを言葉で説明できません。苦手感覚を無理強いしないことが大切です。

　支援者は五感や感覚刺激の経験が豊かにあるよう意識して取り入れることが大切です。日常のケアに好みの感覚をプラスします。例えば、手浴、足浴に入浴剤の色やにおいをプラスしたり。遊びは、日常の場面で取り入れることができます。子どもの感覚を知ることで、安心や、楽しさ、心地よさ、子どもの好き、嫌いなど表現方法や遊びを、多くの子どもたちが表わしてくれます。

　感覚探索と私たちの手や声等あらゆる感覚を駆使し遊びあうことで、感覚は子どもたちの世界を広げてくれ、遊びの一助になるのです。

●遊びあえることを支援する

　小児緩和ケア児にとって、自分自身で遊びを取り入れることは難しいものです。しかし、支援者の介助を得て行うことができる遊びは豊富にあります。どのように遊びを楽しいと感じているのか、不快と感じているのか、遊びの中で発している表現で読み取り、コミュニケーションを図ります。子どもは、新しい遊びにびっくりしたり、苦手だと感じたりすることを体で表現します。好きな遊びで緊張がほぐれたり、逆に緊張したりすることもあり、遊びを通して子どもからさまざまな表現を受けとっています。

　子どもは、他の人々と親しみ、支えあって生きるために、自立心と人と関わる力を養うことが必要です。どれだけの人とつながれるか、活動の範囲を広げることができるか、どれだけの喜びや充実感を味わえるかで、子どもの人生は左右されます。

　日常の遊び、また遊びを通した人との出会いは、子どもの成長には不可欠です。子どもはどんなものでも遊びに代えられる、遊び方を工夫する天才です。そして、遊びの中に出てくる何気ない会話のくり返しが楽しい場を生み出します。「どうすればできる？」と考えて援助します。知らない遊びを、知っている遊びに変えていきます。自分の意思で遊びを選択するチャンスを増やしていきます。障がいをもつ子どもは、遊ぶことが難しいだけで、できないわけではありません。

　一人ひとりの子どもと遊びあい、遊びの可能性を少しずつ広げていくのです。

　支援者はその子にあった人間のつながりをつくり、成長（発達）につながる遊びの形を、自由にアレンジしていく必要があり、支援者自身が"遊べる人"である認識が大切です。

●小児緩和ケア児宅への訪問で得たこと

　以下、HPSとして関わりの中で気づいたことを3点挙げます。

①ありのままの心情を理解する

　どんなことも伝えられる関係になるためには、支援者が無意識に理想の家族像をつくったり、理想の言動や行動を求めたりしないことです。例えば、支援者が家族は障がいを受け入れ、愛情をもって子どもに接し、きょうだいは仲良くするべきなどと、あるべき家族像をイメージしてしまうと、その理想に近づかせたいという気持ちになり、焦りや、無力感を感じてしまうかもしれません。そのような支援者の思いを、家族やきょうだいは敏感に感じとり、本当の気持ちを伝えることができなくなってしまいます。家族の、今の心情や心の揺れを大切にしたいと思います。そして、今、子どもや家族にとって何が必要なのかをともに語り考えることや、家族の感情を表現してもらえる関係性づくりが大切であると感じます。家庭の環境はさまざまです。HPSが一方的に思い込んで支援しないように、家族からの言葉に秘められた、子どもへの本当の願いを汲み取って支援を検討しなくてはいけません。

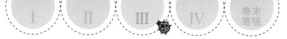
家族が心身の休息をし、安心して思いを話し、時には涙を流せるような場所や時間をつくりたいと思います。

②あくまでも黒子であることが大切

HPS は、お子さんと家族、きょうだい同士をつなぐ架け橋になることができます。そのためには「主語は誰か」を常に考える必要があります。私が伝えたいこと、やりたい遊びではなく、「子どもが知りたいこと、したい遊び」を、家族の立場に立ち自問します。大切なのは遊ばせることや遊ばせ方ではなく「子どもは何が好きで何がしたいと思っているか」を想像できる力です。

障がいが重度であれば子どもの見せる反応はわずかで、子どもの表現を読みとるのは困難です。それでも、遊びを用意して、やりとりを継続していくと、視線、動作、発声、バイタルサインなどのわずかなサインを、家族とともに捉え、遊びから子どもへの理解が深まります。さらに家族自身が子育ての喜びを感じられるように、支援することが必要です。

③リスクとベネフィット（恩恵）

障がいがあるから、医療デバイスがあるから、動けないからといって「危険、危ない」が先行してしまうと、遊びの幅を狭めてしまい、遊びの醍醐味が減ってしまいます。

HPS はリスクとベネフィットを天秤にかけ、リスクを上回るベネフィットを得られると確信したならば、遊びたい気持ちを遊びにアクセスできる環境づくりをします。看護師が、安全確保と体調管理、リハビリスタッフが機能を維持し、各職種が協働することで、子どもと家族の希望の遊びが叶えられます。

生きることを支える遊びの大切さを日々子どもたちと家族が教えてくれます。私たち支援者は連携して、地域の生活を支える仲間が増え、子どもと家族の楽しい場所が増えることを願います。

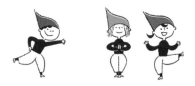

 ふり返り＆まとめ

小児緩和ケア児の救命後の日常生活と成長を支えるためには「遊び」が非常に重要であることを再認識できました。また、HPS の介入は、療養環境下の子どもとその家族が疾患やそれにまつわる疑問や不安を解消させることのみならず、人としての成長や他者との関わりにも大きく影響することを実感させられました。

HPS は「遊び」を介して子どもたちの不安がやわらぎ、笑顔になれるように、子どもたちのニーズにこたえ、大変な療養生活の中で希望や目標をもつ勇気を与え、「当たり前」の日常を提供していく使命があります。そして小児緩和ケア児を支える者としては、子どもの生きる力を信じながら「遊び」を実践していくことが大切なのかもしれないと感じています。

❼ 保育士から（病棟保育士を中心に）‥‥‥‥‥‥‥‥‥‥‥ 堀 純子（保育士）

❼-1 病児保育と病棟保育の違い

病児保育と病棟保育は混同されることが多いのですが、その役割は大きく異なります。病児保育とは、保育を必要とする乳幼児または小学校に就学している児童が病気にかかった場合に、家庭での保育が困難な保護者に代わって、保育士や看護師が保育または看護する事業のことを示します。クリニックや保育園に併設されていることが比較的多く、感染症や発熱などで子どもを保育園や幼稚園に預けることができず、かつ仕事を休めないなどの理由で家庭でのケアが難しい保護者をサポートするのが病児保育の目的です。

一方、病棟保育とは、入院している0～18歳くらいまでの子どもを対象に、子どもの遊びを保障し、子どもらしい生活の支援や心のケアなどを行うことを示します。病棟保育士は医師や看護師と違い、直接的な治療や検査をするのではなく、あくまで保育士という立場から子どもたちを見守り、必要なサポートを担ってくことを目的としています。

●保育士として病児に関わる場

保育園以外の保育施設として、病児保育の他に、幼稚園、認定こども園、認可外保育施設、企業内保育、学童保育（放課後児童クラブ）、児童養護施設、乳児院などが挙げられます。国は保育所などにおいて医療的ケア児を含む障がいのある子どもの受け入れを促進していますが、看護師配置のある園でも、日々のけがや体調不良、薬が必要な子どもへの与薬、アレルギーのある子どもへの対処に対する配置であることが多く、小児緩和ケア児が受け入れられることは稀です。

なお、居宅訪問型児童発達支援（P10）では小児緩和ケア児であっても利用できることが必要であり、病気や障がいのある子ども・小児緩和ケア児への対応が可能な保育士が求められています。また、各療育施設では児童発達支援として保育士が療育に携わることがあります。

❼-2 認可保育園から病棟保育へのキャリアチェンジ

筆者は、最初から病棟保育士として活動をしていたのではなく、通常の認可保育園の保育士として経験を積んできました。そのような中、先天性心疾患を抱え、次に大きな発作が起こったら助からないとされている子どもの入園と、担任の打診を受けたことが、後に病棟保育を強く意識することにつながっていました。

当時は20代前半、通常の保育環境では受け入れられないと判断される状態の子どもでも「私たち（保育園）との出会いがその子にとって生活の広がり、可能性の広がりになるのではないか。保育士としてサポートしたい、ともに歩みたい」という気持ちが強くありました。それまでも知的・身体障がい、発達障がい児への対応のみならず、虐待を中心とした要保護児童への対応を経験してきましたが、重い疾患のある子どもを受けもったのは初めてでした。当然、医療の知識や経験など全くない状況でしたから、感染症やチアノーゼの対応を含む最大限の気づかいをしながらも、その子にあったこと、その子ができることをやらせてあげたい、との思いを抱えていました。また、子どもが入院した際、小児病棟で家族が来る時間以外はひとりで過ごす子どもが多いことも知りました。（この頃はまだ保育士が配属されていなかったため）この時の思いや経験が、

今の活動の原点になったと考えています。

　その後、30代になった時に小児病棟の病児たちにはひとりでいる状態の子どもが多いことを改めてメディアで見聞きし、そういう場所にこそ保育士が必要なのだと実感したこと、ある時に、長くは生きられないと言われていた子が高校生になった姿を見たことが、病棟保育士としての挑戦を決意するきっかけになりました。

●病棟保育士としての活動開始

　病棟保育士を募集している医療機関は多くはなく、募集があったとしても病児保育の経験がないと採用されづらいのが現実でした。そのような状況下、某総合病院の小児病棟に看護補助として採用されたことが病棟勤務の始まりでした。始めは「保育士に必要な病気の知識」を身につけたいと思いつつも「病気の理解の難しさ」や「周囲の保育士の必要性についての理解の困難さ」などを感じていました。それでも可能な範囲で社会生活を送っている子どもたちと同じように過ごさせてあげたいとの思いをもちながら、看護師の手が回りづらいおむつ交換やミルク・食事介助などの生活支援を始め、入院生活の子どもを支える遊びを提供しながら関わっていました。また処置や治療・検査におけるプレパレーションやディストラクション（P55）などを通して病棟保育士としての活動を広げていきました。

❼-3 病棟での経験

　先天性心疾患の乳幼児が多い病棟に配属されましたが、そこは重い心疾患の子どもが多く、看護師たちが看護業務以外で子ども一人ひとりにかけられる時間はあまりありませんでした。重い心疾患がある子どもたちは、泣くことが心臓への負担につながることも多く"泣かせない"ための工夫も必要でした。ベビーラックを揺らしたり、ポータブル機器で映像を見せたりしている状況も多く見られました。その子どもたちの置かれた状況に大きな衝撃を受けました。

　配属された病棟では、当時、保育士はひとりのみの配置だったため、ひとりで子どもたちとの関係づくりから活動を開始しました。そこでは、触れあっている数十分の間でも、愛情を心や体で受けとってほしいという思いで、家庭や保育園などでは当たり前の抱っこや遊びを行うことにしました。もちろんベビーラックや映像の力も必要でしたが、その使用頻度を可能な範囲で減らし、少しずつ病棟をまわっていくようにしました。それでも、約30人の子どもたちをひとりで対応するには限界がありました。いろいろな病気のある子がいると頭では分かっていても、呼吸器をつけている子どもに初めて出会った時、医療現場で保育をする怖さを知りました。

●頑張りを見てくれていた

　病棟勤務を始めたばかりの頃は、意識レベルの低い子どもや状態が悪いために元気がない子どもたちが多い中、保育士としてどのように遊んだらよいのか手探り状態でした。絵本や歌、制作遊びなどを通してやりとりをしていましたが、それでいいのかどうかもわからず、不安な日々を送っていました。

　そんなある時、意思疎通の難しい、呼吸器をつけている子どもとベッドサイドで遊んでいると、担当医師から「毎日足を運んでくれて、ありがとうございます。遊ぶことが難しい子どもと遊んでくださって嬉しいです」と言われました。自分が試行錯誤しながら行っていたことを見てくれ

ていたのだ。この医師のひと言が、当時ホッとさせてくれたことを今でも覚えています。

●子どもの存在は保育士の助けになっている

　状態が良くない子どもでも、遊んでいるとその子の生命力が強くなっているように感じることがありました。例えば、起き上がれる時間が長くなったり、ペンを持てなかった子がしっかりと持てるようになったりしました。マイケル・ジャクソンが好きな子にはDVDを一緒に見たり踊ったりを毎日くり返しているうちに、徐々に元気になっていったこともありました。その子は出会ったころ呼吸器を装着し、意識レベルも低かったにもかかわらず、治療生活の中、遊びを通して回復力が増し呼吸器が外せるようになりました。その後、スピーチバルブ（気管切開をしていながらでも発声することができる器具。気管カニューレ）を装着するようになり、マイケルの曲にあわせて「フー」などの言葉を発することができるまでになり、退院する時には気管切開を閉じるところまで回復しました。

　このようなことを、子どもたちのそばで経験できたことで、勇気を与えてもらったと感じています。病棟保育で悩んだり落ち込んだりした時にも、子どもからもらったこの勇気が、私自身を助けてくれていました。

●不安に思っている母親に寄り添うこと

　重い疾患がある子どもは、家に帰るのもなかなか難しいものです。そのような子どもの母親は、わが子と健常な他児とを比較してしまうことがあり「1歳だったらこのぐらい成長しているよね」「5歳だったらこんなことして遊んでいるよね」などといった言葉を口にすることがありました。

　一方、そのような思いすらもてず、子どもの可能性を想像できない母親もいました。このような母親たちを見て、入院している子どもにも一般的な年齢にあった遊びや体験を、その子のできる範囲で与えたいという思いや「子どもが生まれたら本当はこんなことしたかったのに、それができない」といった心情に寄り添いたいという思いをもっていました。

　また「思いっきり抱っこしたい、家に帰って親子でほっこり座って過ごしたい、でもチューブが多すぎてそれはできない」と諦めていた母親の願いを叶えるため、看護師さんと連携して病室を自宅のような雰囲気に近づけるように、マットやビーズクッションなどで家族だけの空間をつくったりもしました。

　子どもと一緒に「公園デビューしたい」と思っている母親もいました。その子どもは人工呼吸器をつけていたので、そこで主治医に相談し、お花見の時期に病院近くの公園に桜を見に行く段取りをつけることができました。当日は医師と看護師に人工呼吸器の対応や体調管理をしてもらいながら、風を感じながら桜やシャボン玉を見たり、公園で遊ぶ他児の声を聞いたりと、とてもすばらしい体験になりました。

　また、雛祭りで袴を着せるのが夢、という母親には「是非しましょう！」と病室での雛祭りを提供しました。子どもの状態はあまり良くありませんでしたが、袴を着せてあげたり、お雛様の装飾を身につけさせたりしました。母親が用意した雛祭りケーキを少し味わったりしている間は楽しかったようで、バイタル値が落ち着いていました。その数日後、その子は天使になりました。後に、母親からもらった手紙には「病気の子どもをかかえて不安でいっぱいの中、親の思いを汲んでくれたことは一生忘れません」と書かれていました。

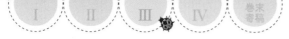

❼-4 他職種連携のヒント

　病院で過ごす期間が長くなっていた5歳の男の子がいました。その子は病状によりプレイルームに行けず、ベッド上で過ごすことを余儀なくされていました。他の子どもと交流する機会ももてず、大人と一対一で遊ぶことが多かったため、より多くの人との交流の機会を与えたいと思っていました。そこで節分の時に、訪問する医師や看護師などに好きな具材を聞き、折り紙で恵方巻をつくり配りました。バレンタインの時も粘土でチョコをつくってお店を開き、みんなに買いものに来てもらうなど、お店屋さん遊びを病室で展開しました。その際、その子専用のお札をつくり、そのお金で買い物ごっこを行いました。手づくりのお金は職種をこえた多くの人の手に渡りました。そのお金を受けとった人たちが、その子のもとに買い物に来るなど、医療的なことではなく遊ぶためだけに、その子のところに訪れてくれたことで、あたたかく楽しいひと時をみんなでつくり出すことができました。

❼-5 今後の課題

　病棟保育を導入する病院は年々増えつつあります。病棟にただ保育士を導入するだけでは、保育の専門性が発揮されることは難しいと予想されます。小さく生まれた子どもや小児疾患のある子どもが、医療の中で支えられながら生きられるようになってきた今日、保育士としての専門性をより効果的に発揮できるシステムを築いていくことが検討課題だと考えます。また、病棟保育士に対する医学的な教育体制の構築も求められます。医療者にとっては当たり前と思われている情報が共有できていないことが多いと感じています。

　病棟保育士の大きな役割は、子どもの成長に関わることです。そのためにも（近年の感染症対策も含め）行動制限を課せられている子どもが他の子どもと触れあい、子どもらしく遊び、安心して病院で過ごすことができるかなど、どのように環境設定するかが課題となっています。

　病棟保育士は子どもが退院した後は関われなくなります。退院後も家から出られない子どもは多く、その家族に対する支援も求められます。その必要性を強く感じたことから、現在は居宅訪問型児童発達支援を通して、子どもの療育や家族支援に軸足を移しています。

🦋 ふり返り&まとめ

　病気や障がいがあっても保育園や幼稚園で過ごしている子どもと同じように接すること、やれることやできることが健康な子どもと差があるとは思わず、どんなふうに、どのように、その子に関わるか、ということを保育士として大切にしています。目が見えにくかったり体が動きにくかったりする子どもたちも、心で見聞きし、心で雰囲気を察しているということを感じたことは多々ありました。とくに保護者に対しては、病棟の中で病気以外の話しができる存在として病棟保育士は大きな役割を担っています。ただし、保育士が医療チームの一員として機能するためには、疾患や医療に関する知識をある程度持ちあわせたうえで、他の医療職と情報共有や意見交換ができることも必要です。

----

❽ 特別支援教育の立場から ･･････････････････････････ 平賀健太郎（大学教員）

❽-1 緩和ケアを受けている子どもを支える学校教育の制度

　筆者は、教員養成系大学で特別支援教育を専門とし、教育研究活動を行っています。病弱教育を中心としながら一部の授業で肢体不自由の障がい者教育を担当しています。

　以下では、緩和ケアを受けている子どもを支える学校教育の制度を紹介し、その後、母親の語りから見た学校教育が果たす役割とその課題について解説し、最後に教員養成の現状と今後の展望について述べます。

●特別支援教育の制度

　重い障がいや病気を有する子どもたちは、古くは就学猶予や就学免除の対象となることが多く、学校に通っていないケースも多く見られました。しかし、昭和54（1979）年の養護学校教育義務制実施以降、多様な障がいを有する子どもたちが養護学校に在籍するケースが急増します。

　その後、医療の進歩により、重い障がいや病気を有する子どもたちの長期予後は改善され、入院している子どもたちへの学習保障や、学校で医療的ケア必要とする子どもへの対応、障がいの重度・重複化がそれまで以上にクローズアップされるようになってきました。

　本冊子で扱う小児緩和ケアの対象となる子どもたちへの学校教育は、特別支援教育が中心を担っています。

　特別支援教育とは、次のように定義されています（文部科学省、2007：平成19年）。

「特別支援教育は、障害のある幼児児童生徒の自立や社会参加に向けた主体的な取組を支援するという視点に立ち、幼児児童生徒一人一人の教育的ニーズを把握し、その持てる力を高め、生活や学習上の困難を改善又は克服するため、適切な指導および必要な支援を行うものである。」

　上記の特別支援教育の対象となる障がい種は複数に分類されます。代表的なものとして、視覚障がい、聴覚障がい、知的障がい、肢体不自由、病弱が挙げられます。

　そのうち、小児緩和ケアを受けている子どもたちは、学校教育の制度上は、「肢体不自由」や「病弱」という障がいカテゴリーに分類されたり、あるいは「重度・重複障がい」を有する子どもとして見なされたりするケースもあります。重度・重複障がいとは、視覚障がい・聴覚障がい・知的障がい・肢体不自由・病弱の障がいがふたつ以上重なっている重複障がいばかりでなく、発達的側面や行動的側面から見て、障がいの程度が極めて重い重度障がいも加えて考えられています。重複障がいと重度障がいの両者を含む幅広い概念です（板倉、2019）。

　また、小児緩和ケア児の場合、病状が変化することによって教育の場が変化することもあります。教育の場で分類すると、入院中は病弱教育の対象として見なされるケースが多く、入院中に病院内で病弱教育を受ける場合は、原則として病院内の特別支援学校や特別支援学級への転籍が必要となります。

●特別支援教育に携わる教員の役割

　退院後は、病気以外の障がいをあわせ有していない場合、小・中学校などの通常の学級に在籍することが多いのですが、近年では、医療的・教育的ニーズに応じて小中学校内の病弱・身体虚

弱特別支援学級に在籍するケースも増えてきています。

　一方で、病気以外の障がいをあわせ有している場合や、医療的ケアを必要としている場合では、地域（病院外）の肢体不自由を主とする特別支援学校や小・中学校の特別支援学級へ在籍することが多いようです。

　いずれの教育の場においても、特別支援教育に携わる教員は「個別の教育支援計画」を立て、子どもの実態に即して目標を設定し、また保護者の子どもへの思いを把握し、それを具現化するために多職種と連携しながら日々の教育活動を行っています。

　小児緩和ケア児の「生きる体験（P11）」を支える観点からも、ライフステージごとの長期的な視野をもって支援を提供していくことが重要です。それぞれの関係者が、どの側面をどこまで、いつまで支援することができるのか、それぞれが何を役割分担することができるのかを、それぞれの専門家の立場から考え、関係者全体で共有しておく必要があります。

❽-2 母親の語りから見た学校教育が果たす役割とその課題

　以下では、今回の母親へのインタビューの語りから、「生きる体験」を支えるうえでの学校が果たす役割と、学校教育と関係機関・職種との連携のあり方について見ていきます。

　母親の語りの中では、「子どもの感情・楽しさが日常的に存在してほしい」という言葉がありました。ここに小児緩和ケア児の「生きる体験」にとって学校教育が果たす役割のひとつが凝縮されているように思われました。言うまでもなく、学校は子どもがもっとも長い時間を過ごす場所のひとつであり、教員は毎日の生活の中でもっとも身近な理解者、支援者として、子どもの発達を引き出し伸ばす役割を担っています。

　今回の母親へのインタビューでは、子どもの「生きる体験」として、「歌を自分で歌えるようになった」「笑わない子と思っていたのに笑えるようになった」「まさか、ここまでこの子が感じることができるとは」といった言葉が示すように、「子どものもてる素質がその子どもらしい道筋に沿った形で成長（発達）していることやその願い」が多数語られました。そして、その基盤として、「子ども同士の交流を求めたい」「子ども同士の世界を保障することが大切」の言葉のように同年代の子ども同士の交流の中で、「子どもがみんなと経験や感情を分かちあいながら生きること」が望まれていました。

　小児緩和ケア児の「生きる体験」を増やすためには、子どもが学校で教員や同年代の仲間と一緒に過ごす中で、その年代の子どもたちが享受している体験をし、楽しさを味わうことが重要な意味があると思われます。その中で、子どもの確かな成長に気づき、それを発見した喜びを教員と保護者が日常的なやりとりの中で確認しあうことが重要であると考えられました。

●日常で積み重ねた経験を非日常に拡大すること

　学校に通うことが日常生活の中心となり、わが子が同年代の子どもたちと一緒に過ごす中で、母親がわが子の成長を実感し、他者（教員や子ども同士）と体験や感情を分かちあっているという感覚を積み重ねる中で、その体験を「学校以外の場面」にも拡大してみたいという意欲や挑戦につながっていくことが示唆されました。

　今回の語りでも「生活のリズムがついてきた」「あの子自身もちょっとずつ強くなってきた」「全然もう大丈夫」などのように、安定した日常生活の中で、子どもの成長を感じ、そこでの自信が

生まれたからこそ、「一緒に出かけてやりたい」や「いろんなところに連れて行ってやりたい」という旅行やレクリエーションという非日常的なイベントにも気持ちが向きやすくなることがうかがわれました。

　旅行や特別なレクリエーションイベント、エンターテインメント（テーマパークや映画など）など教員や家族だけでは企画・実行することが難しい内容に関しては、当然、学校以外の関係機関や関係者が担う役割が大きくなります。学校は、当該地域で利用できる資源は何か、そこにはどのような専門家がおり、どのような機能を有しているのかを把握しておき、それぞれが担当できる役割と担当できない役割とを確認し、相互に補いながら、多くの関係者が大きなチームとなって「生きる体験」を支えていくことが求められます。

●関係者全体で共有すべき母親の経験や思い

　小児緩和ケア児の「生きる体験」を学校教育と関係者がチームとなって支えるためには、本研究で語られたような子どもや家族にとっての「生きる体験」をチーム全体が理解しておくことが望まれます。今回のインタビューは時間をかけて丁寧な聞きとりが行われ、信頼関係がベースにあるからこそその母親の本音が溢れており、これまでは心の底にとどまっており語られることのなかった内容も含まれていると思われます。子どもに学校の中で経験させたいことや、できるようになってほしいことだけでなく、子どもの障がいや医療的ケアの状況、成育歴、家庭の事情、過去の学校以外での体験などを踏まえながら、子どもや家族が学校以外での場所で「何を経験してきたか？」「何をしたいと望んでいるか？」だけでなく、「何を我慢してきたか？」「何ができなかったのか？」などを把握することが重要であると思われます。

　今回のインタビューからは、学校やその他の関係機関で専門家からその子どものニーズに即した支援を受けられる状況になれば、子どもたちは「生きる体験」を享受しやすくなるが、一方でそこに至るまでにはさまざまな障壁が存在することが改めて明らかとなりました。

　母親たちは例えば「受け入れられる保育園や幼稚園を保護者が自ら情報を探し、行動すること」「通常の学校か特別支援学校への就学かの判断」「（就学後も）ずっと教室で一緒にいるっていう状態」などのように、受け入れられる学校を探したり、受け入れ体制の調整のために時間や労力を費やしたりしていました。その中で、受け入れ拒否されることや、たらいまわしにされることによる不信感、希少難病ゆえのネットワークの少なさに由来する孤独感を抱えていることがうかがわれました。

　さらに、各種サービスを受けていても、ケアの中心である母親が、子どもを育てるうえで、社会資源を利用したり、援助を求めたりすることへの罪悪感に関する語りもありました。小児緩和ケア児を育てている子どもの家族は、日々の医療的ケアの負担に加えて、「受け入れられる学校の不足」「校区内の子どもとの交流の困難さ」「体調や物理的な制約等による外出制限」など、日々の多くの苦労や困難を抱えていました。その分多くの社会的サービスを必要としているにもかかわらず、その利用を躊躇せざるを得ない状況に置かれていました。

●支援を受けることへの抵抗感を軽減するための視点

　この各種の支援を気兼ねなく利用できる状況をつくっていくために、保護者が「世の中には、わが子を大切な存在として丸ごと受け入れ、一緒に時間や空間をともにしたいという思いを抱く

「関係者がいる」という経験に出会うことが大切だと思われます。

本冊子で解説されているように、近年では小児緩和ケア児の多様な苦痛を取り除き、QOL（生活の質）を支えるために多くの職種がサポートを行っています。

保護者にとって支援者が純粋に子どもや家族と過ごす時間を楽しみ喜んでいる様子を見ることは、保護者の支援を受けることへの心理的抵抗を軽減する可能性があります。今回の語りの中には「見ず知らずの人をサポートする奇跡のような人」と評し、「新しい人間関係を構築すること」によって、心理的に支えられたとする語りがありました。この点においてボランティア、とりわけ大学生のボランティアは重要な役割を担う可能性があります。教育職や医療職等を目指す学生は、専門家と呼ぶには早い存在ですが、一定の知識や経験を有しており、何よりがむしゃらで一生懸命な姿勢が伝わりやすい存在です。

ボランティアとして見返りを求めることなく子どもとの関わりを楽しんでいる様子が、保護者の支援を受けることへの抵抗感を少なくする可能性があります。

❽-3 教員養成の現状と今後の展望

小児緩和ケアという言葉は、学校現場では十分に浸透していません。教員や教員を目指す大学生が、小児緩和ケアに関する内容を学ぶ機会として、特別支援学校教諭免許状の取得のための講習や講義が挙げられます。そこでは、本冊子の内容も参考にしながら特別支援学校に在籍する緩和ケア児の「生きる体験」を支えるための必要な指導や支援の方法のみならず、地域の小中学校に緩和ケア児が在籍している場合には、アドバイスを行ったり、相談に乗ったりできる専門性を身につけられる内容の設定が求められます。さらに、教育、医療・看護、福祉等の多様な背景を有する学生ボランティアが、実際に小児緩和ケア児やその家族と関わることのできる体制を整備し、小児緩和ケア児の「生きる体験」を支えるために、必要な実践力を獲得した学生が教育や医療現場等に輩出されるしくみをつくっていきたいと思っています。

今後は、地域の小中学校等にも小児緩和ケアを受けている子どもが在籍することがこれまで以上に増加することが予想されます。現在の教育職員免許法では、特別支援学校教諭免許状を取得するかしないかにかかわらず、「特別の支援を必要とする幼児、児童及び生徒に対する理解」に関する科目を１単位以上必修とすることが義務づけられています。

つまり、小・中学校等の教員を目指すすべての学生が教員養成段階で障がいや難病の子どもへの教育的支援に関する一定の知識を獲得することができる制度となっています。地域の小中学校で緩和ケアを受けている子どもをどのように支えていくのか、そのノウハウは十分に蓄積されていません。今後は、合理的配慮を含めた教育環境の整備を行い、学内外の関係者がチームで関わるようなシステムの整備が望まれます。

●子どもたちにとって学ぶことの意義

学校の中で経験する「分かるようになった」「できるようになった」という体験は、成長（発達）を促す原動力であり、「嬉しい」「楽しい」という感情を生じさせ、それを周囲と共有したりしたいという気持ちと結びつきやすいものです。

小児緩和ケア児やその保護者がさまざまな不安や悲しみを抱えながらも、学校でのポジティブな経験や感情の共有の経験を日々蓄積することは、「学校で先生や仲間と学んでいると、これか

らもいろんなことができるようになりたい、できるようになるはず」という未来への期待感や希望をもたらしてくれます。そこにすべての子どもたちにとって学校教育の役割が垣間見えてくるのではないでしょうか。

ふり返り&まとめ

　小児緩和ケア児にとって教育はいうまでもなく必要ですが、治療環境や病状の変化が大きい子どもも少なくはありません。院内学級・特別支援学校、一般の小・中学校等の通常の学級に加え、医療的・教育的ニーズに応じて小中学校内の病弱・身体虚弱特別支援学級の利用など、多様な学び場が整備されています。教育はその基盤として、「子ども同士の交流を求めたい」「子ども同士の世界を保障することが大切」の言葉のように同年代の子ども同士の交流の中で、「子どもがみんなと経験や感情を分かちあいながら生きること」が望まれます。

　小児緩和ケア児への教育は、学校を中心として他のさまざまな機関との連携が重要です。

❾ 院内学級・入院している子の教育から ・・・・・・・・・・・・・・・・・・副島賢和（大学教員）

❾-1 異なる歩みをする病気のある子どもたち

　筆者は、病院の中にある学校・学級（いわゆる院内学級）で、子どもたちと関わっています。ここでは、ご家族に語っていただいたことをもとに、病気のある子どもたちの学びの保障という視点から成長（発達）のための関わりについて述べます。

●子どもの成長（発達）の分類

　みなさんは「ご自身が赤ちゃんの時から、どんな成長（発達）をしてきましたか？」と問われたら、どんなことを思い浮かべるでしょうか。小学校の保健の授業でも、筆者は「今まで、どんなことができるようになってきましたか？　それは何歳の頃でしたか？」と子どもたちに問うてきました。子どもたちからの返答を黒板に並べ、分類をしてもらうと、大きく次の4つに分けられます。①身体面　②行動面　③知識面　④精神面の4つ成長（発達）です。

　文部科学省のホームページにも、子どもの発達は「子どもが自らの経験を基にして、周囲の環境に働きかけ、環境との相互作用を通じ、豊かな心情、意欲、態度を身につけ、新たな能力を獲得する過程」だと記されています。「身体的発達、情緒的発達、知的発達や社会性の発達などの子どもの成長におけるさまざまな側面は、相互に関連を有しながら総合的に発達する」「子どもは、身近な人や自然等との関わりの中で、主体的に学び、行動し、さまざまな知識や技術を習得するとともに、自己の主体性と人への信頼感を形成していく」とあります。

　また、「子どもはひとりひとり異なる資質や特性を有しており、その成長には個人差がある一方、子どもの発達の道筋やその順序性において、共通して見られる特徴がある。子どもは成長するにともない、視野を広げ、認識力を高め、自己探求や他者との関わりを深めていくが、そのためには、発達段階にふさわしい生活や活動を十分に経験することが重要である。とくに身体感覚をと

もなう多様な経験を積み重ねていくことが子どもの発達には不可欠であり、これらを通して、子どもの継続性ある望ましい発達が期待される。こうした観点を踏まえつつ、現代の子どもたちをめぐる社会環境も考慮し、子どもの発達やその課題を踏まえた適切な対応と支援を、従来より一層、行っていくことが、重要である」とうたっています。

●医療的な「発達」の定義

一方、医療系の大学の講義であったとしても、子どもたちの成長（発達）について学ぶのは、いわゆる定型発達と言われる子どもたちのことです。平均値に沿った成長（発達）であり、生まれて、何か月頃に、何歳頃にどんなことができるようになるのかを知る時に、とても参考になるのが母子手帳の記載です。

しかし、院内学級での関わりの中で、ある保護者に言われたことがあります。

「母子手帳は見たくなかった」「だってね、項目にチェックをしてくださいと言われるんだけど、うちの子は、1個もチェックができないの。あんなものいらないって思った」と。

この話をお聞きしてから、筆者の講義の中身が変わりました。いわゆる定型発達のお子さんの成長（発達）について知るには、教科書や書籍を紐解けばよいのです。しかし、異なる歩みで成長（発達）をしているお子さんたちのことを考えるには、おひとりおひとりの話をお聞きする必要があり、目の前のお子さんごと、ケースごとに考えるということをお伝えしています。

本ガイドブックはその点でも、お役に立てるものになっていると感じます。

❾-2 病気や障がいのある子の成長（発達）への関わり

子どもたちにとって、入院をしたり、病気の治療をしたりすることは、非日常のことです。しかし、病気や障がいのために、病院に入院して治療を行う（入院加療）必要がある子どもたちにとっては、そのことも含めて、患者であることが日常となっている姿があります。患者であるということは、受け身を求められるということにつながっています。受け身の立場に居続けることは、子どもたちの成長（発達）によくない影響があることは、自明のことです。

だからこそ、たとえ病気や障がいがあっても、入院加療中であっても、子どもの自主性を促すための関わりを行っていくことは、成長（発達）を保障するために不可欠であると言えるでしょう。

●学校が病気や障がいのある子に送るべきメッセージ

多くの病気のある子どもたちが学校に通っています。しかし、現在の学校は、教育活動の8〜9割ほど参加できない場合は、「今はゆっくり休んでね」「よくなってから参加しようね」というメッセージが渡されます。

もちろんこれらは、その子のことを気づかっての発言でしょう。しかし、このメッセージを「今は、あなたはここにいなくてよい」「ここは、今のあなたの状態ではいるところでない」というように受けとってしまう子もいます。

どんな状態でもその子にあった学びの場が用意されること、その子にあった成長（発達）の場や関わりが整えられることが必要であると考えます。実際に、日本においても、就学猶予や就学免除ということで、教育の場から遠ざけられている子どもがいます。

ある病室に、10歳の子が入院していました。医学的には目も見えていない、耳も聞こえてい

ない。脳波はフラットであり、気管切開をしている、寝たきりの状態の子がいました。就学猶予ということで、未就学でした。筆者が病室で家族に「この子に、教科書を読みたい、歌を歌いたい、体も動かしてよいか」と尋ねたことがありました。

するとお父様から「先生、この子にそんなことをして意味があるのか」と言われました。筆者は少しムッとして「意味があるからここにいます」と答えました。そのお父様との関係が親密になった頃、「先生あの時、間髪入れずに『意味がある』と言ってくれたよね。だから僕は、先生を信用することにした。娘に関わってもらってもいいと思った」と教えてくれました。

このお父様は、学校の先生という人が前に現れると、同様の質問をくり返し行って来たそうです。どれだけの深い傷を抱えてこられたのだろうと考えました。

❾-3 病気や障がいのある子の成長（発達）を保障するとは

谷口（2007）は、入院児の抱える不安として、①将来への不安②孤独感③治療恐怖④入院生活不適応感⑤取り残される焦りの5つがあると示しています。

これらのことは、病院や院内学級で出会う子どもたちはもちろん、重篤な状態であったり、障がいがあったり、医療的ケアが必要だったりするお子さんをおもちのご家族も感じていることであろうと、推察されます。

また、竹鼻ら（2018）は、「病気と共に生きる子どもの成長発達のプロセス —当事者の語りの分析から—」（学校保健研究 60：2018：76-90）において、病気のある子どもたちが、①病気の自覚②学校生活へのとまどいと苦労③人とは異なる自分の自覚④病気とともに生き、成長（発達）する姿の4つの成長プロセスがあり、その影響要因として、①親きょうだいの理解やサポートの姿勢②友だちとの関わり方③教員の支援の姿勢の3つを明らかにしています。

そこで筆者らは、院内学級や病棟で子どもたちの成長（発達）を保障する関わりにおいて大切なことや必要なことを検討してきました。

ここで実際に筆者が院内学級において、大切にしている関わりを紹介します。今回のインタビューで語られたご家族のお言葉と重ねていくことを通して、病気のある子どもたちの教育と成長（発達）の保障について考えたいと思います。

筆者が出会う子どもたちの多くが、慢性疾患であったり、急性期であったり、大怪我をしたりした子どもたちです。みなさんが思い浮かべるお子さんとイコールではないかもしれませんが、ご自分の文化に翻訳をしながら、この問題を考えていただけると有難く思います。

傷ついた経験のある子どもの回復や成長を図るために筆者が大切にしていることがあります。それはＳ・Ｃ・Ｈ（Safety・Challenge・Hope の頭文字）です。

❶ Safety(安全・安心)

入院をし、初めて院内学級に通って来てくれた子どもに共通するのは、先に学級に通っている子どもたちのことを、ちょっと傷つけることがあるということです。

他の子が取り組んでいる勉強を覗き込み「俺、その勉強もう学校で終わったし」と言う子がいたり、取り組んでいる途中の折り紙を「それ私、得意」と奪おうとする子がいたりします。そんな姿を目にすると、院内学級に通い始めたばかりの子の不安が伝わってきます。

入院し、「この病院は学校がある」と言われ、教室にやってくる。このアウェー感で不安になっ

ている子どもが、集団の中に自分の居場所をどうにかしてつくろうとする姿でもあるのです。そんな時に筆者たちは、「あなたとその子を比べなくていいよ」というメッセージを伝えます。比較されないことが分かると、子どもはホッとした表情を浮かべます。

　教師や看護師はこの学級のよさや役目を知っていて、子どもによかれと考えて連れて来ます。しかし、新しい場所に入っていくには、その子なりのペースや入り方があるのです。

　とくに車いすやバギーに乗っていると、自分で止めたり、とどまったりすることが困難です。そのような子どもたちの安全と安心を確保する関わりを考えなければなりません。

　ドアを大きく開けていたり、その子の好きな音楽をかけたり、その子が信頼している人と一緒に教室に入ってもらったり、席を出入り口のそばにしたり、いつでも病室に戻れることを保障したり。ここでは、あなたは傷つけられない、守られることを伝えます。

　また、何度も入退院をくり返したり、治療の効果が見られなかったり、学校に通えないなどのことを通じて、自分のことをだめだと思い、自尊感情が低くなっている子どもたちもいます。そのような子どもたちには、失敗してもうまくいかなくてもだめではないことを伝えるような関わりを行います。

　例えば教師の失敗を見せたり、その失敗を糧としていく姿を見せたりするのです。とくに、病気で入院をしたとしても、だめではないということや楽しいことも嬉しいこともあることを少しずつ味わってもらうようにしていきます。安全と安心を感じられて初めて、選択をしたり、挑戦をしたりすることができるようになってくるのです。

　インタビューの語りからは、子どもたち同士の関わりを求めているものもありました。子どもたちの関わりが広がり深まっていくように、環境を整え、見守る姿勢が支援者には必要なのです。

❷ Challenge(選択・挑戦)

　失敗しても、うまくいかなくても、間違えても「だめじゃない」と思えた子が、本当の選択や挑戦をするようになります。

「この大人はどっちを選んでほしいと思っているのだろう」「どれを選ぶことが正しいのだろう」「失敗することはやらない」「どうせうまくいかないことは初めからやらない」そんなことを考えていた子どもたちが、Safety（安全・安心）の関わりを通じて、大人の顔色をうかがわずに選択できるようになります。失敗をしても、何度も取り組もうとするようになります。

　筆者も過去に院内学級で失敗した経験があります。

　病気のある子どもたちだから、点滴が入っているから、腕が固定されているから、「これ、先生がやってあげる」「時間かかりそうだから、途中までやっておいたよ」と過保護になり、子どもの手足を奪ってしまっていたことがあります。子どもたちは自分で動こうとしなくなります。「治療のことは、お医者さんたちが考えてくれているから」「退院した後のことはいいから、今は治療に専念してください」「勉強は治ってからで間にあうからそんなことは考えなくてもいい」と、過干渉になってその子の思考（頭）を奪ってしまっていたのです。こうしたことを続けていると、自分で考えることをしなくなっていくでしょう。

　関わりをもつ時に不快な感情をぶつけられると、それを受けとるこちら側がつらい気持ちになります。そのため「泣かないで、怒らないで」と、子どもの感情に蓋をしてしまっていたことがあります。

不快な感情に蓋をされたり、感じないようにされたり、ないものにされたりすると、その子はある時突然キレたり、わがままになったり、無気力になったりしてしまいます。

だからこそ、その子のやりたいことを見つけて関わることが大事なのです。

その子の中に浮かぶ考えを大切にする。その子が感じるさまざまな気持ちを大切に扱う。そのような関わりを行うことを考えていきます。

子どもたちが「できる、分かる」を味わうことの必要性を保護者の方が感じていることが、インタビューの内容からもひしひしと伝わってきます。

❸ Hope(日常の拡充と将来の希望)

以前筆者は、院内学級に通って来たばかりの子に、つらい治療に取り組むために、寂しい入院を乗り切るために、教師として目標をもたせることが大切だと考えていました。「ねえ、退院したらどうしたい？」と尋ねていたものです。もちろん子どもたちは答えてくれます。「学校に行きたい」「友だちと遊びたい」と。しかし、子どもたちの顔は晴れません。

今考えると当然なのです。これから治療が始まるのですから。どんな治療なのか。いつ治るのか。いつ退院できるのか。そんな不安のただ中にいる時に、「退院後のことや先のことまで本気で考えられないよ」と、子どもたちは伝えてくれていたのだと思います。

Safety と Challenge をしっかり味わえた子どもたちは、たとえうまくいかないことがあっても、ゲームに負けても、友だちとけんかをしても、先生に叱られても「今日、楽しかった」と言える時がきます。今日をしっかり充実させることができた子が「明日、これやりたい」と言えるようになるのです。その時初めて、「退院したらどうしたい？」と問うと、本当の願いを言葉にすることができるようになります。

ふり返り＆まとめ

病気や障がいのある子の成長（発達）を保障するには、その子にあった学びの場を用意し、その子にあったペースでの関わりをもち続けることが大切です。そのためにもS・C・H（Safety・Challenge・Hope）という３つの観点から関わる必要があります。

自分がここにいてもいいと思え、その安全な場で挑戦することができるようになると、その子どもにはエネルギーがたまっていき、希望をもてるようになるものです。

ただ、こうした経過を踏む頃には、ほとんどの子どもたちは退院の時期となり、院内学級を離れていきます。本当は、今だからこそできることややりたいことがあるのに、と思うこともあります。しかしそれは、退院後に通う学校やご家庭に託すしかないと考えています。

インタビューの語りからは、お子さんの成長（発達）やそこに関わる支援者への親御さんたちの期待が伝わってきました。お子さんやご家族のみなさんも含めたチームをつくっていくことで、その期待に応えていけるようにと考えています。

❿ 理学療法士（リハビリ）から ·························· 高塩純一（理学療法士）

❿-1 子どもたちの障がいをどう捉えたらよいのか

子どもたちの障がいをどのように捉えればよいのでしょうか。

例えば脳性麻痺などの脳に起因する運動障がいの場合、異常な（間違った）やり方という見方で片づけられる問題ではありません。「間違った」というのは、障がいのない人たちの動き方が正解で、運動障がいのある人たちの動き方は間違いであると言っているのに他ありません。

子どもの見せるふるまいは、生活環境と身体の状態によってつくり出されるもっとも合理的な動き方をしているに過ぎないのです。

また、現時点で正しい動きであっても、それを続けていくことで問題が生じることもあります。支援者は、子どもたちに今の動きも正解であるが、もっと安全で効率的で成功するやり方となり得る、別の正解も一緒に考えることが重要になります。

また障がいがあることで、本来であれば経験できることをできずに年齢を重ねることが、心の発達におよぼす影響を考えなければなりません。支援者の仕事は、身体への働きかけを行う一方で、環境デザインを行うことにより本人が自らの意志でできることを増やすことが重要です。

❿-2 子どもたちの立場で世界を見てみる

❶〜❹の項目を実践してみましょう【図6】。

❶ 世界はどのように見えていますか

重い病気や障がいにより動くことができないお子さんにとって、この世界はどのように見えているのでしょうか。重い障がいにより天井しか見ることができない子どもにとって、この世界はまるで静止画のように感じているのかもしれません。

❷ どこを見ていますか

子どもたちは、変わることのない世界の中でいつも同じ場所を見ていることがあります。その場所は、蛍光灯や換気扇のような何らかの変化がある場所です。その場所を知るためにお子さんの向いている方向の写真を1時間ごとに撮ってみましょう。もしも同じ写真ばかりであれば、何か対策をしてあげる必要があります。

❸ 一緒に横になって世界を感じてみましょう

横たわって天井を向いた状態で周囲から聞こえる音に意識を向けてください。その時他の人に話しかけてもらうのもいいですね。音はどこから聞こえますか。一緒に横になって世界を感じてみましょう。

❹ 体の重さを感じてみましょう

重力は見ることができません。したがってこのような強い力の重大な影響力を見落としがちです。生まれてからずっと、重力は私たちのすべての運動に影響をおよぼしています。

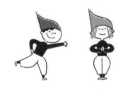

【図6】 子どもたちの身体感覚を体験する

❶ 世界はどのように見えていますか
子どもたちにとって「自分の前」はどこになるかイメージしてみよう。

➡ 多くの子が「前にあるものは天井だ」と答えるかもしれない。

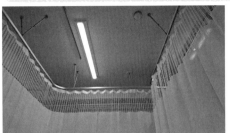

病室の天井。小児緩和ケア児が見ている世界。

解説

病棟職員からこんな話を聞いたことがある。「雨はどのように海まで流れていくか」という授業でのこと。「雨は空に浮かぶ雲から降ってきて……」というところからその授業は始まった。
授業の終わりに、子どもからこう尋ねられた。「先生、上ってどっち？」。先生は「上は上でしょ」と答えたそう。ベッド生活を余儀なくされている子どもたちは動くことが難しいため、健常児のように三次元ではなく、床に張りついたままの二次元的世界で生活をしている。本人にとっての前は「天井」、後ろは「ベッドやクッション」。上という概念を育むのが難しいのである。

❷ どこを見ていますか
子どもの向いている方向の写真を1時間ごとに撮影してみる。

➡ 写真に変化が生まれない場合は、見ている場そのものに変化をつけてあげるとよい。

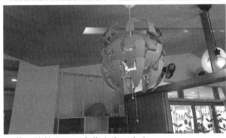

天井に装飾をして変化を生み出す。

解説

過去の家庭療養の指南書には、見えにくい方向の場所を飾り、子どもの見る機能を促す方法が紹介されていた。
しかし、軽度な運動障がいの子どもには有効だが、重度の子どもには適さない。「頑張って見ようとしているのに体が動かない」という気持ちになり、自己有能感や自己肯定感の低下につながる。
子どもの見やすい場所を装飾し、そこから声をかける。自ら見ることが楽しいと思えるようになってから、飾る位置を変えるようにする。

❸ 一緒に横になって世界を感じてみましょう
子どものいる場所で一緒に横になり、聴覚や視覚に意識を向けてみよう。

➡ 動けない状態で受けとる外部からの刺激の感覚を知ったうえで、関わり方を変えていく。

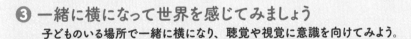

解説

寝ている状態では、壁や天井に反響した声がどこから聞こえてくるのかは分かりにくい。また顔上から覗き込まれたら、圧迫感を感じるもの。無自覚な声かけや覗き込みにより、子どもの心の緊張は高まってしまい、体の緊張を招く。
びわこ学園初代園長の岡崎英彦は「本人さんはどう思てはるんやろ」という言葉を残した。子どもたちの視点に立ち、感じている世界を想像することが、支援者にとって大事なこと。

❹ 体の重さを感じてみましょう
疲れ果ててベッドに張りついて動けなくなった状態を思い出してみよう。

➡ 重力を意識して感じた自分の体の重さこそ、子どもたちが日々感じている重さであることを理解する。

《重力を感じるレッスン》
1. 相手の首・胸・おしり・太もも・下腿・上肢などを、両手で下から包み込むようにそっと支える。
　ただし持ち上げようとしない。
2. 支えた手をパッと放す。
　離れた時の重さの変化を感じる。

解説

重力は、生まれてからずっと私たちのすべての運動に影響をおよぼしている。筆者は、このことを考える時、遊園地にあったローターという回転する円筒状の巨大脱水機のような乗り物をイメージする。遠心力で壁に押しつけられたままになるというアトラクションだ。
支援者同士で左記の方法で重力を感じる練習をしてもいい。

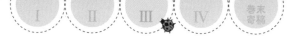
❿-3 F-words の視点から支援方法を考える

　2011年「Child: care, health and development」にDr. ローゼンバームとDr. ゴーターによって「The F-words in childhood disability: I swear this is how we should think!」という一編の論文が投稿されました。この論文を機に小児リハビリテーションの世界は大きく変わり始めました。それは2001年にWHOが採択した国際生活機能分類（ICF）のフレームワークFunctioning、Family、Fitness、Fun、Friendsの5つに加え、Futureから構成されたものでした【図7】。

1) Functioning

　ファンクションは、大人にとっての「仕事」と同義語です。子どもにとっては「遊び」が「仕事」です。ICFでは、「身体機能は心理的機能を含む身体システムの生理的機能」「身体構造は臓器、手足、それらの構成要素など身体の解剖学的部分」と解説されています。子どもは自分なりのやり方を学び、次にその活動で優れたスキルを身につけます。そのような可能性を促す環境である電動移動機器のような技術的補助具を提供することで可能になるかもしれません。

2) Family

　家族は、すべての子どもにとって必要不可欠な環境です。ICFの用語では、親は子どもの人生における中心的な要因です。支援者は、家族全体に対するさまざまな支援や資源について考え、彼らが十分な情報を得たうえで決断するための資源を見つける手助けをしなければなりません。

3) Fitness

　重い障がいのある子どもの体力は、最近まで小児障がいの側面として無視されてきました。私たちは、障がいのある子どもや青年が身体的に活動的になること、それを維持することが、何が簡単で何が難しいかを理解する必要があります。また、すべての子どもたちにもっとよいレクリエーションの機会を与える必要があります。

4) Friends

　友人と友情は、楽しみと同じ個人的要因と参加を占めています。社会性の発達は、人としての本質的な側面であり、子どもの発達の要素を促進することになり、重要なのは、関係の数ではなく、その質です。したがって、支援者は子どもたちが有意義な仲間とつながりを築き、育む機会を奨励し、力を与え、強化するために何ができるかを考える必要があります。

5) Fun

　楽しさは、ICFの個人的要因で（この子どもは何を楽しんでいるのか／楽しんでいるかもしれないのか）と生活状況への参加を意味しています。まず、子どもたちが何をしたいのかを知ることです。子どもたちがやりたいことを追求できるように、自分で決めた活動を必要に応じてアレンジする必要があります。参加型のアクティビティで、子どもたちの自信、能力、達成感、能力を高めることです。多くの子どもたちにとってもっとも意味があるのは、優れたレベルの達成感よりも、むしろ実行することなのです。

6) Future

　未来こそが子どもの発達のすべてです。障がいのある子どもを含むすべての子どもは、常に「なりつつある存在」です。支援者は、前向きに将来を考える必要があると信じていますし、保護者にもそうするように勧めています。機能、家族、フィットネス、楽しみ、友人などを取り上げることで、すべての子どもの発達に何が重要であるかを思い起こさせることができるのです。

【図7】F-words の視点から

Fitness

私を含めて、誰もがみんな
健康でいたいと願っている。
私が健康でいられるように
手伝って！

解説
子どもの心身が健康でいるために何ができるのか。どのようにすれば子どもたちにエネルギーがたまるのかを一緒に考えよう。運動障がいや慢性疾患のある子どもたちは、他の子どもたちよりも健康でない。障がい児の生活において、たんに障がいの改善に重点を置くのではなく、健康促進を重視する必要性がある。

Functioning

私はみんなと違うやり方を
するかもしれない。
だけど私はできるよ。
私にとってどうやるかは
大事じゃない。
私にやらせてみてよ！

解説
私たちは、幼い頃から歩いたり、話したりといった子どもの日常的な行動は普通に行われなければならないと考え、典型的な正常発達を基準にしてきた。しかし、「普通」が機能の目安として有用かつ唯一の方法ではない。「通常から外れていると考えられること」をさせないことで、子どもたちの発達を阻害してきたのかもしれない。

Friends

子どもの頃に
友だちと出会うことはとても大事。
だから私にも友だちと
出会うチャンスをください。

解説
社会性の発達は、子どもの発達を促進する。子どもたちが、他人とのつながりをもてるように支援しなければならない。

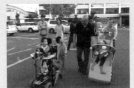

子どもたち同士で電動移動
機器を楽しむ。

Family

家族は私のことを一番よく知っていて、
私にとって一番いいことをしようとしてくれているの。
だから、話を聞いてあげて。
そして、話して、また聞いてあげて。
家族のことを尊重してあげて。

解説
子どもの健康において、支援者が対象としているのは常に子どもであるため、家族と十分に関わることができないことも。親の生活は、障がいをもつ子への心配などがあり複雑。家族に重い障がいのある子がいると、親は家族参加の制限を感じることがあり、子の成長とともに顕著になる。祖父母の声も親に強い影響を与え、ストレスの原因となりうる。
また、子どもの不適応行動は親のストレスだけでなく、愛着、配偶者との関係、精神面（中でも有能感）に影響を与える。

Fun

子どもの頃は楽しく遊ぶもの。
そして、遊びは私にとって学び、
成長する方法です。
私が一番の楽しみを発見できるように、
いろいろな活動をするのを手伝ってください。

解説
子どもはアクティビティに参加することで、自信や能力を高めることができる。何をしたいのかを知り、したいことを実行するために支援する。

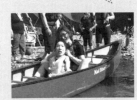

2015年に開催された「四万十
川ガキ」のイベント。

Future

私はいつか大人になる、
だから私が自立できるよう、
コミュニティに参加できるように、
その道のりを教えてください。

解説　私たちはいつでも、子どもたちの可能な未来への期待や夢を尋ねることができる。他の F-Words によって将来につながる発達の重要性を考えていく。

出典：The ICF Framework and the F-Words
URL　https://canchild.ca/system/tenon/assets/attachments/000/003/850/original/ICFFramework_and_Fwords_9Dec2021.pdf

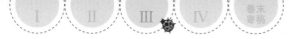

❿-4 どのような視点で子どもに関わるのか

では、どのような関わり方が子どもに受け入れられるのでしょうか。また、子どもに求めてもらえるのでしょうか。以下の5つの視点で考えていきましょう。

《1》 子ども自身に不満はありませんか？　何かに困ってはいませんか？

《2》 子どもはどんなことを欲していますか？

《3》 子どもは探索活動と試行錯誤をくり返し行えていますか？

《4》 子どもは「楽しみ」をもてていますか？

　　　　その「楽しさ」を共有したい人と共感しあえていますか？

《5》 子どもとの関わりを日常的にもてていますか？

子どもの発達を支えあう人々（ご家族も含まれます）と子どもの特性（「障がい」という側面だけで捉えるのではなく「可能性」や「潜在性」も含めたその子どもの個別性）を共有し、現状とその方向性を確認しあいながら、ご家族がわが子を自分たちの手で育んでいると実感できているでしょうか。

これらのことを大切にしながら、子どもとご家族のニーズにあった支援が、将来を見据えてできているかを、多職種の見地も踏まえて、日々、確認・更新しています。

《1》 子ども自身に不満はありませんか？　何かに困ってはいませんか？

不満や困惑が当たり前のように習慣化されると、それから解放されたという感覚をもてないがゆえに、子ども本人やご家族でさえ「困っている」という感覚を意識できなくなることがあります。

今は、ささいで、受け入れざるを得ないと大人が感じている困りごとであっても、子どもにとって「今、分かってほしい」「今すぐ何とかしてほしい」と感じているかもしれません。タイミングを逸してしまうと、子どもが自分を諦め、自尊心を損ねてしまいます。筆者も、こうした事実に後々気づかされた経験があります。いったんこの状態に陥ると、どれだけ回復に努めても、取り戻すことは容易ではありません。

不満や困りごとは身体的なことだけではありません。自分がどんなことができる存在なのか実感したことがない子どももいます。母親に抱かれて得られる安心しか経験がないのではないかと思う子どもにも多く出会ってきました。

母親は自分が抱いていなければ泣き止まない、寝られないと思っていますし、そんなわが子に疲弊、困惑してしまい、その後の育児に不安や絶望を感じることも少なくありません。

例えば、全身に力を入れて体を反らしてしまう子どもには、反ってしまう理由があります。大人の力で丸めることは、反ってしまう理由を解決したことにはなりません。

大人が力を緩めると、再び反ってしまうのです。何度となく習慣的にこれをくり返すと、子どもは反る練習をくり返したことになってしまいます。「反る→抱いてもらえる→丸められる」という自分への関わりが保障されたことにもなるため、大人を呼ぶために呼吸を荒げて全力で体を反らせる習慣が身についてしまった子どももいるのです。

反り返ったり、体をねじらせたりするような動きになるのは、子どもの意思とは関係なく脳から筋肉への運動の指令が不適切であることに由来することも多く、その場合は子ども自身もへとへとになっていることが多いものです。そのようなケースでは、医師に対応を相談することが必

要です。すぐには解決しなかったり、緩和できたとしても家族と生活していく中で不具合が生じてしまったりすることは少なくはないでしょう。

・新たな反応様式・運動様式を引き出す

　その一方で、安定して過ごせる姿勢や関わり方、心地よいさわり方、その時に感じる感覚情報をもう一度得てみたい、得ずにはいられないといった動きをする子どももいます。好ましい動きを促すような関わりを進めていけば、子どもに安心感を芽生えさせる一助となるだけでなく、新たな反応様式・運動様式を引き出すことも可能です。

　例えば、「自分だけがしたい」ということに終始するのではなく、共有したい人を意識した相互的なやりとりや、順番に行う楽しさに気づかせることができます。全身を大きく動かそうとして、力を入れ過ぎて反ったりねじったりするよりも、手でさわったり手足を動かしたり見たりすることを、何度でもくり返す、好ましい運動様式に変化させられるのです。

　そこから、子ども自身が大人を呼ぶためではなく、自分がしたいことをするために運動を欲することが始まります。その子どもの個性が見える瞬間です。

　例えば、医療的に常時ケアが必要な子どもは、そーっと安静に過ごしたいかというと、結構「ドン！」「ガン！」「バーン！」と激しく関わることを楽しみ、ニコニコ、ニヤニヤ（ドヤ顔！）することも経験しています。

　ただし、将来的に痛みや関節の変形・拘縮などに関わることも含まれるため注意が必要です。

《2》子どもはどんなことを欲していますか？

　《1》で記したように自分がどんなことを欲しているか気づくことができていない、明確になっていない子どもに出会うことが非常に多いように感じています。

　私がその子どもに出会った時期が早すぎたのではなく、子ども自身が自分にどんなことができるのか、子どもが主体として感じたり動いたりすることを実現・実感できていなかったり、模索していてまとまりのない動きや反応になっていることが原因であるように思われます。

　それは、モゾモゾしたり、ピンピンしたり、子どもによっても違いますが、その時に適切な関わりができていたのか、適切な環境を提供できていたのか、後々になって私たちはその動きがその子にもたらす影響を知ることになります。

　ですから、どのような動きや反応であっても、たとえそこから子どものしたいことを今すぐ実現できなくても、実現に向けた身体的（運動や感覚など）・心理的な準備を（できればご家族と一緒に）しながら、小さな成功を積み重ねて大きな成功へと積み上げることが大切です。達成感や自己充足感が得られる動きや反応として読みとり、成功につなげるよう、地道に関わり続けるようにしています。意外に思われるかもしれませんが、ウェルカムでなくても（まあいいかといった風に）受け入れてくれる子どもが多いように感じます。子どものほうが実は柔軟で寛容だなあと思うことがしばしばあります。

《3》子どもは探索活動と試行錯誤をくり返し行えていますか？

　これは、《2》と一体的連続的に進めていきます。この時に留意するのは、過剰な努力を習慣化させないことと、いつでも何度でも成功できることを保障することだと考えています。

　「見守る」だけ「やらせてあげる」だけではなく、「やったー」「できた」を何があっても全力で

提供することが大切です。子ども自身が"その気になって"「自分はできる」と自分のイメージをもつことで、誰かと一緒でないとできない存在ではなく、自分を「主体」に書き換えられるようになります。

　子どもがうまくできなかった時は、大人の力不足なので「ごめん！」と詫びてさらに全力をふり絞って工夫を行います。すると次第に本人が「できるはず」と思っているかのように、自ら「やろう」と行動し始めます。

　ここからは大人による「ちょうどよい」タイミングと「ちょうどよい」加減（量と質）の支援によって「ちょうどよい」挑戦を、子ども自身がくり返せるように関わっていきます。

　その中で、子どもが見せてくれる子どもの思いや感性（動くのが大好き！　音が好きで大人の声の抑揚まで感じとって期待感をつのらせてワクワクする！　タッチすればおもちゃを動かせる自分ってスゴイ！　など）が、本人の個性に磨きをかけていきます。

　この個性に気づき、タイミングを逃さずに本人の期待に応えながらも、ちょっとだけ本人をじらすこともテクニックのひとつです。大人からも「もう一回」と求めてみる。応じてくれたら「やったー！　ありがとう！」「もう一回してくれる？」と声をかける。子どもの欲求を充足しながら、大人の要求にも応えられる"スゴイ"自分を体感させることができると、もう止められないほど子どもはやる気を見せるはずです。

《4》　子どもは「楽しみ」をもてていますか？
その「楽しさ」を共有したい人と共感しあえていますか？

　その「楽しさ」を共有したい人と、共感しあえる関係性を日常的にもてているかどうかも大切なポイントです。

　ここでいう「楽しみ」とは、子ども自身が主体的な存在としてもてる「楽しさ」を意味しています。笑顔だけでは不十分です。「楽しさ」にたどり着くには、《1》《2》でも記したように「理解と配慮」や「準備」が必要です。

　子どもが「楽しさ」を共有したい人とは、まずは親御さん、次いできょうだい、当然ですがご家族であることがほとんどです。子どもが求める時、準備ができた時に、タイミングを逃さずにチャンスをつくり、子どもが成功する「楽しい」支援をくり返します。

　すると、家族ではないのに支援者に気づいてくれ、仲間に入れてくれて、さらには好きになってくれます。本人が「もっとしようよ」「今度もしたいな」とサインを出すようになります。この時に家族を巻き込んで子どもが求めるもっと「楽しい」成功を支援します。

　大人のタイミングで「今よ！」では子どもには「楽しさ」はわからず、「やらされている」と感じてしまうでしょう。「やりにくい大人だなあ」「僕を（私を）ちっとも分かってくれないなあ」と、支援の気持ちをもつ人とでさえ良好な関係性を成立させるのが難しくなります。

　子どもの担任や担当という位置づけの大人だったりすると、少なくとも一定期間は「あーあ、この人か……」とがっかりしたり、中には諦めてやり過ごそうと、無表情や無反応、さらにはふて寝して過ごす子どもまでいます。

《5》　子どもとの関わりを日常的にもてていますか？

　これは、これまで記してきたことを長期的に俯瞰的に行うことの大切さと難しさを表していま

す。その中で筆者がとくに心に留めていることをお伝えします。

「支援＝できないことをできるようにする」と捉えることは間違いではありません。でも、誰しもできないことに向かってくり返し練習をさせられるのは嫌なものです。いつかできるようになる算段があればまだしも、くり返せばいつかできるはずという大人の"勝手な信念"で子どもの同意も取らないままに強制的にさせている動きや関わりを、その大人がいないところで子どもが自らやろうとするわけがありません。

子どもが自ら動こうとしたり、関わろうとしたりするアクションを起こす反応こそが大切で、子どもがしたいこと、求めていることにつながると考えています。したいことをくり返し再現できるようになれば、私たち大人の支援は不要になり、子どもは自信と自由を得ます。

その反応の中には、大人からは「困ったなあ」と思うようないたずらや、意味の分からないものが含まれていることも少なくありません。

しかし、子どもにとって今それがしたいことなのであれば（危険さえなければ）機会を提供して、次の反応（何度もくり返しながら洗練された反応や動きになるのか、別のしたいことを模索するのか）を生み出すチャンスにすることも「あり」なのではないでしょうか。

子どもに「させない」という選択肢を大人が選ぶことは、ある側面から見れば子どもの主体性を育むことを阻み、「無経験」をつくることになります。したいことをさせてもらえない、するなと止められた子どもがすぐに大人に了解できるような育て方がいいとは思えません。特別な配慮を要する子どもたちには、いたずらでさえ大きなチャレンジなのです。

すぐに新たなチャレンジに飛びつく子どももいれば、慎重に石橋をたたく子ども、警戒して新奇なことを避ける子どももいます。その時期・内容は個性・特性が見られます。ただし、自己の機能的イメージの低さから慎重さや警戒につながっている子どもには、機能的イメージを現実にもつ機能に更新させる介入を急がねばなりません。

その際、それぞれの支援者の専門性を欠かせないものと感じ続けるのではなく、子どもへの理解と配慮に努めながら、家族が子どもの成長と喜びを主体的に感じていただけるような支援を目指してください。

❿-5 重力という環境をどのように支援するか

重い障がいがある子どもたちは、重力下では自由に体を動かすことができません。体の重さを感じてみましょう、でも述べた通り、体を自由に動かしてみようとするとそこには重力（身体の重さ）という大きな壁が立ちふさがります。「子どもたちが宇宙空間のような無重力の世界に行けば、もう少し自由に動けるのになあ」そんなことを思った支援者は多いと思います。

●中枢神経系が起因する障がいのある子ども

私たちは1Gという重力のある世界で暮らしていますが、日常の生活で重力を意識することはほとんどありません。しかし、病気で寝込んだ時など自分の身体が鉛のように重く感じられることは、誰しもが経験したことがあると思います。

子どもたちは、脳の損傷による異常な筋緊張と筋力の低下、筋のアンバランスという内在的な身体状況と、1Gという環境の間で何とか折りあいをつけようと努力しています。異常な運動パターンは、そのような努力の結果、誤って身につけた方法であるといっても過言ではありません。

中枢神経系が起因する障がいのある子どもたちの多くは、過剰に力が入ったり、力が入らなかったりといった姿勢筋緊張や原始反射の影響により、自らの姿勢をコントロールすることが苦手です。また自分を支えるために必要な支持面が分かりにくいため、力が入りやすい部分をつかって、その環境に適応しようとします。言い換えれば子どもたちの多くは姿勢制御に加え、重力に対しても適応する術をもちあわせていません。

たとえば、赤ちゃんがものにつかまりながら立つ、しゃがみ込むといった運動場面を考えてみましょう。この時赤ちゃんは、支えとして接している手のひらや足の裏から自分の体重を支えるための圧を感じるでしょう。

また膝の曲げ伸ばしにともなった関節からの情報も受けとるでしょう。加えて頭の位置が変化することで、目に入ってくる景色は変化します。またバランス機能に関与する前庭覚から情報や肌を滑る服の感覚（触覚）を感じるかもしれません。

しかし、筋緊張が亢進していたり、低下していたりすると、これらの情報は健常な赤ちゃんとは異なった形で脳に伝わり、その情報を基に各感覚間で処理がなされます。そのため、子どもたちを立位姿勢にした時、筋緊張の高いお子さんは、太ももの前にある大腿四頭筋の股関節近い部分や内股にある内転筋群に過剰に力が入ってしまいます。

・子どもの視点に立って見る

みなさんもお子さんを立位台で立たせていると力が抜けたことを経験したことがあると思います。熊谷晋一郎は著書である『リハビリの夜』（医学書院）の中で、自らの体験として「体が溶けて流れていく」と表現していました。

このように外から見ていると一見力が抜けたと思われることも、子どもの視点に立てば、筋疲労のため力が入らなくなり溶け出していく感じなのかもしれません。また、低緊張の子どもにとっては、立位姿勢になると体が押しつぶされる感覚かもしれません。

子どもたちの中には、立位姿勢である抗重力姿勢は、精神的緊張感や恐怖心に感じてしまうため、かえって余分な緊張として身体を硬くし動きを制限する方向に働いてしまうこともあります。子どもたちは脳の損傷による内在的な身体状況と、1Gという重力環境下の間で何とか折りあいをつけようと努力しています。ですから子どもたちの困りごとは環境に対してうまく折りあいがつかないこと（環境に対する適応障がい）と考えてください。

例えば、子どもたちとプールに入った時、水中ではあんなにリラックスして動いていたのに水から出たとたんに体が硬くなったり、動かなくなったりしたことを経験したことがあると思います。これらは重力の影響であるといっても過言ではありません。

私たちは、あくまでも子どもたちを観察することしかできません。子どもたちの本当の姿を知るためには、一人称的な感覚をもたなければなりません。子どもたちの困りごとを思い描くことで少しだけ子どもたちに近づけるのだと思います。

❿-6 Spiderという環境支援機器を通して学ぶ

Spiderは、1993年にNorman Lozinskiが開発した重力を軽減し姿勢制御を含む環境に適応する経験をする治療機器のことで、2002年にアメリカで、新たな治療体系として発展しました。Spiderは、身体から外に向かって張られたゴム紐が蜘蛛の巣のように見えるところからついた名前で、構造は身体に装着する留め具つきベルトと、弾力性の異なるゴム紐とそれを固定するた

めの支柱もしくは枠から成り立っています。

●前庭系・視覚系からの情報を容易に統合する

　Spider を用いることで、身体の弱い部分をサポートしながら筋肉や関節内にある固有受容器やバランス能力に必要な前庭系・視覚系からの情報を容易に統合することができます。

　これにより空間における身体の位置を知覚することが可能になるとともに、動き方を試行錯誤することで運動の多様性、効率的な運動を選択していく過程を自己学習できます。

　そして探索的な知覚運動ループからその子のオリジナル内部モデル（身体モデル）が生成されます。これにより自己や自分を取り巻く環境のイメージが明確になります。

　子どもたちが自由を感じるには、自分にあった内部モデルによる動きの自動化と、適度に残された自己決定領域の保障が必要です。熊谷は、「動きに意味や価値が宿るのは、正しい動きをなぞっている時ではなく、複数の動きが織りなす連関システム（社会）の一部にその動きが位置づけられる時である」と述べています。

●健康であるための運動の改善

「もう何本か手があったらなあ」このようなことを言うセラピストは少なくありません。Spiderを用いることは、まさにセラピストの手を増やすことになります。私も Spider に出会うまでは、子どもの動きを修正するハンドリング重視の治療を行っていました。

　そのため子どもが自らつくり出した動きを修正し、再学習する過程を共有する余裕すらありませんでした。また Spider を用いるまで子どもたちが理学療法の場面で汗をかくこともありませんでした。

　Spider を用いることで子どもたちの Physical Fitness（健康であるための運動）が改善するとともに自重からも解放されます。子どもたちの動きは明らかに変化し、思い切って身体を動かすことを楽しんでいます。

⓾-7 周囲が動くことから私が動くことへ

　赤ちゃんのハイハイ（Crawling）は、遺伝情報として組み込まれ生後7〜8か月頃に発現します。しかし、生まれた時期、気候、地域、育て方によって、その発現する時期が変化することも分かっています。

　これは、初夏に生まれた赤ちゃんはハイハイを始める時期が冬になるため、冬に生まれた子どもに比べハイハイの開始時期が3週間遅れることを意味します。

　では、何故3週間遅れるのでしょうか。この要因のひとつとして赤ちゃんが身に着けている洋服の枚数も影響し、重ね着した赤ちゃんは動きにくくなるのは当然のことです。もちろん気温を左右する経度も影響しますから、赤道近くで生まれた赤ちゃんのほうが北極圏で生まれた赤ちゃんに比べてハイハイの開始時期は当然早くなります。

　またアメリカでは、1995年より乳児突然死症候群（Sudden Infant Death Syndrome）を予防するために仰向けで育てることを推奨したことで、ハイハイの開始が1か月遅れたなど、運動発達は、遺伝子情報と環境因子が複雑に絡みあって発現します。

　発達心理学者の Campos, J.J. 教授は、第2回「新・赤ちゃん学国際シンポジウム」の講演「移

動経験が赤ちゃんの認知世界をつくり出す」の中で、ハイハイという移動経験がもたらす影響として、次の項目を挙げています。

1）空間定位（ハイハイをする前の赤ちゃんは自己を中心とした世界観をもっている。しかしハイハイをする中で目印を見つけそれを手掛かりに自分の位置関係をモニタリングし、空間の中における自己という世界観に変わっていく）

2）隠したものを探せる

3）指さしや視線の先を見る（言語獲得の基盤）

4）姿勢の視覚的コントロール

5）高さに対する恐怖（奥行き知覚の発達）

　これらはハイハイという移動を行うことで周辺視野（周辺視野は解像度が低く、物の詳細を見ることができないが、周辺視野で気づいた情報を中心視野で確かめる）からの情報が増え、姿勢制御に視覚情報が関与するとともに社会的参照（赤ちゃんや幼児が、自分の行動に対して、その是非を問う場合、親の表情を見て参照する行為）や情動的コミュニケーション（相手の発するさまざまな感情が、音叉が共振するように心に伝わってくるレベルのコミュニケーション）が増えることが認知機能の発達を促すためであると述べていました。

　また運動機能に障がいのある赤ちゃんが何らかの方法で移動経験をすることで、指差しや視線の先を見る課題が12%から50%に改善し、行動を変えるのは年齢ではなく経験であるとも述べていました。

・研修会とワークショップを開催

　自らの力では移動が困難な子どもたちに対して、電動移動機器（Power Mobility Device）を用いて移動の経験を行うことは、神経ネットワークの構築を促すためにも他の子どもたちがハイハイなどの移動経験を開始する時期から始めることが重要です。

　筆者は、滋賀県立大学の安田寿彦教授とKids Loco Projectを立ち上げ、さまざまな電動移動機器を共同開発するとともに、その有効性を全国に発信する目的で、毎年研修会とワークショップを開催して参りました【図8】。

【図8】Kids Loco Project

筆者が安田寿彦教授らと開発したBaby LocoとCarry Loco（中央）。

■ Kids Loco Project
URL　http://www.mech.usp.ac.jp/~maw/KLP2016/home.html
URL　https://www.facebook.com/Kids-Loco-Project-1024469531001231/

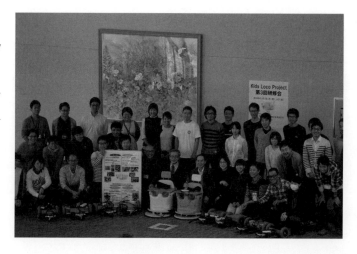

CASE　教育現場（在宅）での環境支援の一例

● 環境支援によって三次元世界を経験

　重い心身障がいのためベッド生活を余儀なくされている子どもにとって、身体を起こすためには、座位保持装置が必要になります。環境支援が行われることで、初めて三次元の世界を経験することができます。

　しかし、通常のクッションチェアでは目の前にあるものを見ることも、それに手を伸ばすこともできません。

　この時支援者は、つい「頭部のコントロールができず、手が引き込んでいる子ども」としてレッテルを貼ってしまいがちです。

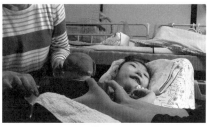

クッションチェアを用いるだけだと見たり、ふれたりすることが難しい。

● 努力しても甲斐がない時に……

　この状態を本人の立場で考えてみると、次のようになります。

　頭は枕に貼りついていて前を向くことができない。

　手は引き込まれて前に出せない。それでも前方に手を出そうとしたならば両肩は上がり、後ろに引っぱられてしまう。過剰な努力による動きが出現し、上肢が引き込まれるとともに頭部は後方に押しつけられ、対象物から遠ざかってしまいます。

　また身体を起こした場合は、頭は前方に崩れてしまい、腕は重くて動かない状態になってしまいます。

　そのような時に、本人が何を望んでいるか本人の身になって生活世界を想像してみてください。身体が安定して安心・安楽・安全に座れる椅子にしてほしい。頭や手を軽くして動きやすくしてほしいと言っているように思えませんか？

　ところが専門職は支援計画として、可動性を高め、呼吸機能の改善を図るための姿勢ケアに終始してしまうかもしれません。障がいは環境に対する適応障がいであり、本人の機能と環境との折りあいをつけることです。本人なりのペースで環境に対して働きかけることでが大切です。

● 器具をつかって望みを叶える

　このケースでは、頭部の重さを軽減するため HeadPod 用い、左右の頭部の回旋による姿勢の崩れを防ぎ、目の動きをスムーズにさせ、周囲を見渡しやすくしました。加えて右上肢の重さを軽減する目的で吊り下げ、手を前方に動かし対象物に手を伸ばすことが可能に。彼女の表情は驚きと喜びに満ちていました。今まで見ていた景色とは、違うものが目に飛び込んできたのだと推察されます。それまでケアされる客体的存在から環境に働きかける主体的存在であることに気づいたことでしょう。

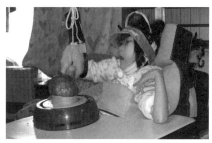

HeadPod と上肢を吊り下げることで得られる「見る、触れる」の活動。

ふり返り＆まとめ

　重い障がいのある子どもたちは、日々懸命に生きています。この子たちの命と健康に十分な支援をするとともに子どもたちにとって、生きる原動力となる Fun をどのようにつくり出すのか、その方法は決してひとつではありません。

　子どもたちひとりひとりの Fun を支援者は独善的にならないよう心がけながらたくさんの選択肢を本人や家族も含めてみんなで考えてみてはいかがでしょうか。

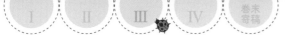

⓫ 福祉担当者から ・・・・・・・・・・・・・・・ 中西良介（介護福祉士、医療的ケア児等コーディネーター）

⓫-1 医療と福祉の違い

　福祉の主な支援の場はご自宅などの地域の中にあります。どの小児緩和ケア児もそのご家族も、治療の始まりは必ず医療機関からです。命を支えるために医療機関が全力で子どもとご家族に向きあいます。そして、病状や身体機能が落ち着き、リスクはあるものの安定的に過ごせると判断されると、退院し地域に戻っていきます。

　この、地域に戻って暮らしていくところから福祉の支援は始まります。それまで医療的に完全看護の中での生活から、主な看護を家族がすべて行う生活へと大きく変化します。本人、ご家族にとってはかり知れない重圧の中での船出になります。

　訪問医療・看護・リハビリ等の支援がつながっていたとしても、小児緩和ケア児のほとんどの時間をご家族が支えないといけません。ましてや医療的なケアが必要な場合は、朝も晩もなく一日中気を抜く時間もなく、子どもを支え続けないといけません。

　当然ながらこの生活は、わが子の命が続く限りずっと続いていきます。

　福祉ができる支援は、そんなお子さんやご家族の肩に大きく乗っている重荷（プレッシャー）を少しでも多く一緒に担うことにあると思います。

　入浴、着替え、食事、通院などのさまざまな行為をお手伝いする役割があります。医療がかかわっていない時間を、子どもや家族だけに任せるのではなく、一緒に支えていくところに福祉の必要性の本質があると考えています。

⓫-2 地域で暮らしていくとは、どんな意味をもつのか？

　入院期間が終わり地域に戻るまでに、何度も会議（カンファレンス）を重ね、地域で安心して暮らしていける環境を整えていきます。最近では福祉もカンファレンスに入ることが多くなりました。とくに医療的ケアが必要な子どもの場合、医療的ケア児等コーディネーターなどの専門的な知識のある福祉機関が入ることがあります。

　日々の生活を送るためには、実はたくさんの支援が必要です。一例を挙げると、お風呂に入ることは、人工呼吸器やIVHなどの医療機器とともに生活している子どもにとってかなりハードルの高い日常生活行動です。

　では日常生活行動だけが充実することが、地域で暮らしていくことになるのか、というとそうではないとも思います。

　子どもは、遊ぶこと、学ぶこと、人と触れあうことなど、たくさんの社会経験を積む必要があります。朝起きて、ご飯を食べ、お風呂に入り、寝るだけでは、子どもの日常生活が整ったとは言えません。どんなに命を脅かすリスクにさらされていても、子どもが子どもらしく生きていけないと地域で暮らしているという意味にはならないと考えます。

●医療機関との連携

　どのようにしてリスクの高い子どもたちを、子どもらしく過ごさせるようにするのか？

　それを考える時に絶対に欠かすことができないのが、医療機関との連携です。

これまで福祉の分野は、医療機関との連携を必要とする場面が決して多くありませんでした。

てんかんの発作の対応やお薬のこと、どこまで調子が悪くなれば病院へ連絡しないといけないのか、などの最低限の連携はありましたが、もっと詳細なことなどは、ご家族が直接通院や入院時に連携をとり、それを福祉機関へ家族を介して伝えてもらうという形でした。

先にも挙げましたが、最近では医療と福祉の連携が欠かせないものになってきています。

毎日を生きるために生きるのではなく、毎日をその子らしく、そのご家族らしく生きていくために生きる支援をすることが、本当の意味での地域で暮らしていく支援だと考えています。

⓫-3 地域で本人らしく生きていく

小児緩和ケア児とご家族が地域で暮らしていくにはたくさんの困難なことがあります。

買い物ひとつとっても、お散歩ひとつとってもどれもが相当の準備が必要です。

それが保育園や学校へ通う、児童発達支援の施設に通うなどの問題になると、体調管理から始まり、当日の準備等は本当に大変なことになります。

まずは何から手をつけてよいか分からないという人もいらっしゃいます。

必要になるものを伝え、準備をお手伝いできるのも福祉の役割だと捉えています。

福祉だけではなく、医療や教育にも療育を専門的にする場所・人がたくさん存在します。その場所や人に、本人と家族をつなぐこと、ご本人やご家族が安心して新しいことへチャレンジできるように一緒にサポートすることも、福祉の大きな支援のひとつです。

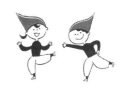

 ふり返り＆まとめ

令和3（2021）年9月18日に「医療的ケア児及びその家族に対する支援に関する法律（医療的ケア児支援法）」が法整備されました。これは医療的ケア児だけに対しての支援ではなく、そのご家族に対しても支援する法律です。また医療的ケア児だけでなく他の障がいや疾患のある方に対しても支えになる法律と考えています。

日本中の地域で暮らしている医療的ケア児とその家族へ支援が行き届く世のなかを目指せば、自ずと日本全体の支援が向上していくと思います。

入浴介助や食事介助の支援だけではなく、その本人が本人らしく、ご家族がご家族らしく地域で暮らしていくための支援ができるように、福祉も向上していかないといけないところにきています。

ヘルパーという介護技術のプロだけではなく、地域でのコーディネーターの役割を担えるように今後の福祉を捉えていきたいと思います。小児緩和ケア児やご家族達が自分らしく暮らしていける地域づくりのお手伝いができる福祉を目指してこれからもみなさんとともに歩んでいきます。

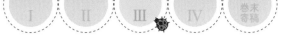

⓬ 音楽療法士から ・・・・・・・・・・・・・・・・・・・・・・・・・・・重山直子（音楽療法士）

⓬-1 音楽療法とは何か

　私は音楽療法士（以下 MT.）として居宅訪問型児童発達支援（ハチドリの訪問・P99）の活動をしてきましたが、この制度ができる以前の 2010 年頃から看護師や支援員とともに小児緩和ケア児への居宅訪問を実施してきました。

　それらも踏まえ、具体的に音・音楽でどのような関わりをしてきたかなどを紹介し、今回の家族の声をもとに音楽ならではの関わりから示唆されたことなどを考察していきます。

　その前にまず、音楽療法の概要を述べておきたいと思います。

●音楽の3つの働きと音楽療法士の専門性

　音楽療法もずいぶん周知されるようになってきましたが、まだまだ「音楽を聴いて癒されること」というような大雑把な捉え方をされていることもあるようです。

　音楽療法とは「音楽のもつ生理的、社会的、心理的働きを用いて、心身の障がいの回復、機能の維持改善、生活の質の向上、行動の変容に向けて、音楽を意図的、計画的に使用すること」（日本音楽療法学会）と定義されています。

　この音楽の3つの働きを具体的に説明します。

　まず「生理的作用」とは、音楽を聴くと心拍や血液循環等の自律神経系に影響を与え不快ホルモンが減るなど、血液や唾液からの実験を通し医療現場で実証されている分野です。

　「心理的作用」とは、情動を高揚させたり沈静させたり、発散・気分転換できたり、慰められたり活性化するなど、いわゆる心に響く力とも言えます。

　「社会的作用」とは、他者と関わることで一体感を味わったり、互いの表現を認めあったり、言葉をつかわず共感しあえたりする力を指します。

　障がい児・病児への音楽療法の臨床現場では、主に「心理的作用」と「社会的作用」が活用されることが多いようです。体調面に細心の注意を払うなどの配慮点はあるものの、小児緩和ケア児に特化した音楽療法の手法があるわけではありません。目の前にいる子どもと音・音楽を通してどうつながるかということが根幹にあります。

　また、対象となる子どもそれぞれによって目的も異なりますが、「意図的・計画的に音楽を使用する」ことが大切で、音・音楽を計画性をもって臨機応変につかいこなすことが音楽療法士の専門性だと言えます。

⓬-2 音や声で反応しやすい感覚を探る

　音楽と言えば、「歌唱」「合奏」「鑑賞」などを連想する人も多いでしょう。

　しかし、小児緩和ケア児は「耳もどれだけ聞こえているか分からない」「目もどれだけ見えているか分からない」と訴える家族、また、視覚や聴覚に支障がなくても、思うように身体を動かせない子どもたちが多く見られます。視覚・聴覚・運動面に支障がなくても頻回な発作で制限の多い生活をしている子どももいます。

　音楽療法ではどのような状態の子であっても五感（見る・聴く・触れる等）のいずれかで、反

応しやすい感覚がないか探りながら、それに応じた楽器や素材で対応していきます。

　つまり、子ども自身の外界（人・環境）への"気づき"を促すためにどの感覚情報が入りやすいかを探していくのです。

　音楽療法だからといって必ずしも楽曲をつかうとは限らず、シンプルに「音」や「声」からアプローチしていくことも多々あります。

　そこで、5つのキーワード「聴く（歌う）」「見る」「触れる」「コミュニケーション」「グリーフケア」をもとに、家族の声を照らしあわせながら音楽ならではの関わりを意味づけていきたいと思います。

1）聴く（歌う）

　家族の語りの中で「歌を自分で歌えるようになった」「歌から発語が増えました」という内容が聞かれた一方、「しゃべれなくても健康な子がやっていることを経験させたい」という言葉もありました。

　子どもの状態により構音に問題なく発声から歌うことへとつながることもありますが、ならないこともあります。つまり「歌う」ことを目的にしていたのではなく、まずは楽しい時間や嬉しい時間に発する声が増えるよう、MT. が子どもの声を模倣してみたりしながら、その積み重ねと理解力や記憶力が相まって「歌う」ことにつながっていくのです。

　私は「歌う」以前の子どもの声や息づかいをも大切にしていきたいと常々思っています。声や言葉を発することが難しい子どもたちも、こちらの歌いかけや音に対して身体のどこかでそれらを受け止めたサインを表出してくれていると思うからです。

「聴く」ということも子どもたちにとっては主体的な行為です。「音楽をしてもらって目があいた（普段あかない）」といった語りがあったように、どんな小さなサインも見逃さないようにする姿勢を MT. は求められています。

　居宅訪問において、遊びの時間内に季節の歌はよく取り入れていますが、あるお家では子どもと一緒に季節の歌で楽器を鳴らしていると、いつも台所で見守っておられるおばあちゃんの歌声も毎回台所から届いてきました。

　歌のもつ伝播力がその空間に満ちてくるのを感じたものです。

「お家で私も歌を歌ったりとか、思い出になる」という家族の語りもありましたが、歌を歌う・聴くことは疲弊しがちな家族において、ほっとするひと時になるのではないかと感じます。

2）見る

"音を見る"というと「？」と思う人も多いでしょう。楽器そのものが魅力的で、音も素敵なら、子どもたちにとってそれは視覚・聴覚があわさった刺激になり得ます。

　例えば、オーシャンドラム（魚の絵柄の太鼓の中に粒が入っていて揺らすと波の音が出る）や、ツリーチャイム（キラキラの金属バーが並んでいて触れるだけで流れ星をイメージする音が鳴る）などは、操作も簡単で目と耳で楽しめます。

　確かに声や音は形としては見えませんが、音としての存在を〈モノ〉として捉えることができ、音や余韻を聴く時、そこには音への共同注意が行われ、子どもと MT. との関係性を築く足がかりとなります。

「いろんな楽器とかで自分の肌で感じることができて"あーこんなのもあるんだ"って多分自分の中で発見になってたんだと思う」と、家族の語りにあるように、障がい・病気によって自ら外界に関わることが難しい子どもたちには、いろいろな楽器や素材を通して子どもに"気づき"を与えるということが大切なアプローチです。

　そして、子どもがどう感じ、どういう表出をするかを丁寧に見ながら、子どもの心を豊かに広げていってあげることが、本書の「生きる体験」（P11）にもつながっていくことと考えます。

3）触れる

　音楽療法場面での「触れる」体験を、身体接触ではなく「音」で行おうと試みた土野（2006）は「〈音に触れる〉：触覚防衛の強い子どもの場合、不快でない音を提供することで、音が脅威でないことによる外界の捉えやすさを経験し、また音楽がその場を守る安全なものであるという経験につながる。〈音と触れる〉：不快でない安心できる音の提示により楽器やMT.の方へ気持ちを向けていく」と述べています。

　これらの経験の積み重ねから、実際に触れることのできる楽器も増えていきます。

　身体を動かすことが難しい子どもへは、慎重に表情を見ながら大きな太鼓の面上に手や足を乗せて、小さな振動を与えることから始めることもあります。身体に直接響く振動を初めて経験した子どもの多くは目が輝くものです。

　他にも木製楽器の温もり、金属楽器のひんやり感など、重さ、肌ざわりなど触覚に刺激を受けた子どもたちの驚きやとまどい、わくわく感が表情に表れます。反応の少ない子どもでも「まさか、そこまでこの子が感じることができるとは」と、家族が語るように、大人が想像する以上に子どもたちの心は動いていると思われます。

　また「子どもの状態に応じた遊びへの支援が大切」と語られたように、子どもそれぞれのキャッチしやすい感覚を見つけ、その状態にあわせた楽器を提示しながら遊びを展開していく必要があります。

4）コミュニケーション

「遊ぶというよりも（友だちと）関係をもつという経験が積めない」という語りは、多くの親の悩みであり、「子ども同士の交流も深めたい、子ども同士の世界を保障する大切さ」の語りはその願いでしょう。

　音・音楽は非言語的コミュニケーションとも言われています。つまり、言葉でなくても子どもが表出する声や動きに音づけすることで他者の存在に気づいたり、そこから〈やり-とり〉が始まったりするのです。

「ハチドリ」では月2回「Happy Jam」と称し、2～3人の小集団音楽療法も施設で実施しています。

　子ども同士の言葉での〈やり-とり〉は難しくとも、友だちの出す音や声に耳を澄ませたり、「一緒が楽しいね」との想いを共有しあったり微笑ましい場面も多々見られます。

　順番を待って音出しする、賞賛の拍手を送る・送られるなどの、社会性を育てる小集団の経験も、幼児期・学童期の子ども達が経験することと同じく意味があると考えています。

「子どもらしく過ごす時間の充実」「家族だけではできない年齢相応の体験の充実があってほし

い」との語りがありましたが、それら家族の願いを叶える子ども同士の関わりの場づくりにも、自在にあやつることができる音・音楽は有効でしょう。

Jam session という音楽用語は、予め用意した楽譜等に捉われずミュージシャンたちが集まって即興的に演奏することという意味です。「ハチドリ」でも小さなミュージシャン達が Happy な Jam session をくり広げています。

・音楽場面での非言語的コミュニケーション

「音楽療法の父」と呼ばれている E. セイヤー・ガストン（E.T.Gaston）は音楽の力について次のように記しています。

「音楽は機能的な観点からすると、基本的にはコミュニケーション手段である。もし、言葉だけで人間の心のコミュニケーションを容易く行うことができるのであれば、音楽というものは存在しなかったであろう」と。

音楽場面での非言語的コミュニケーションは、子どもが抱く感情や要求の表現を可能にします。言葉をつかえなくとも、音楽が子どものメッセージを代弁し語りかけるものになり得るのではないでしょうか。それは「どんな状態の子どもでも、子どもの感情・楽しさが日常的にあってほしい」という家族の願いを可能にしていくひとつのツールになっていくことでしょう。

5）グリーフケア

終末期の子どもの家族の語りとして「呼吸器がついて反応も分かりにくかったけど、○○に楽しめる機会をつくりたかった」という言葉がありました。「生きる見通しの残りはわずか」という子どもの病室を訪問した時の経験を次に記したいと思います。

《 Aくん（幼児）のお話 》

母親にAくんの好みの曲を尋ねると「"大きな栗の木"弾いてください。こうやってよく踊ってました」と言われ、Aくんの両腕を頭・肩と動かしながら、振付けして歌いかけておられました。ベッド上の彼にはもう腕を挙げる力もなく反応もありません。母の手をつかって、彼の好きな手遊びを再現している姿でした。

元気だった頃のAくんを思い浮かべ、一緒に遊んだ手遊び歌で握りあっている手のぬくもりを忘れまいというような姿に思われました。

《 Bくん（中学生）のお話 》

出会いが夏休みだったので、主に弟と妹への遊びの提供が多かったのですが、弟は「次、いつ来る？」と私たちが来室するのをとても楽しみに待つようになりました。

家族の語りに「きょうだいたちが、いろんな人が来るのを楽しみにしていました」とあったように、妹は「お母さんは、お兄ちゃんのことで大変やねん」と、緊迫した状況を感じとりつつも、フッと息を抜ける遊びの時間を欲していました。

弟の誕生日を「ハッピーバースデー」の歌で祝った時には、Bくんの好きな「翼をください」の歌詞カードも用意し、家族みんなで歌いました。病室は優しい歌声で温かな空気に包まれていました。

このひと時をしっかり心に刻むようにVTR撮りもされたり、Bくんも微かに動く指でツリーチャイムをさわったりすることができました。

家族の語りに「もしかしたら、何が起こるか分からないから、やっぱり何があっても思い出に

残しておきたい」というものもありました。子どもが生きている証を……との願いは切実で、終末期の子どもを囲む家族の「時」が紡ぐものは、ぬくもりのあるかけがえのない貴重な時間なのです。

　私たち支援者も家族とともにその場に同席させてもらい、肌で感じる親御さんの感情を、謙虚に心に刻んでいきたいと思いました。一緒に歌った歌を耳にすると、今でもその時のことを鮮明に思い出します。

《 Ｃちゃん（中学生）のお話 》

　印象的だったのは、妹と母親とデイルームでＣちゃんの好きな「ひまわりの約束」「ひこうき雲」を連弾した場面です。

「ひまわりの約束」は〈当たり前に思えることが実はそうではなくて、かけがえのないもの〉ということがテーマであり、「ひこうき雲」は〈散っていくいのちに想いを馳せる〉内容の歌詞でした。その時、歌詞について話したわけではありませんが、歌詞に意味を見出される家族もなかにはおられるということを書き留めておきたいと思います。

　このように終末期の子どもや家族に接する時、子どもの意思表出が難しいことも多いため、家族から本人の好きだった歌をリクエストしていただき、歌いかけるようにしています。

　この予期悲嘆（Anticipatory grief）の最中にある家族に対しての言葉がけは大変難しいのですが、歌を介すると言葉にできない溢れる想いを歌詞にメッセージとして込めることができる場合もあります。

　言葉を交わさずとも音楽に包まれる中で〈今、ここ〉にいる想いだけで、その場にいる家族それぞれが、このひと時を深く味わうことにつながることもあるのです。

　また、聴覚は人間の感覚能力のうち最後まで残る感覚と言われています。歌いかけに対し、限られた表現手段（口の動き、表情など）で、歌に対する感情を表してくれることもあります。

　非言語のメッセージでもあり、家族の気持ちが少し安らぐ時間ともなり、最期に子どもとともに味わった音楽は、病気と向きあったつらい時期を思い出させる以上に、その中でともに経験した貴重な時間を蘇らせる力にもなるのではないでしょうか。

　一緒に聴いたり歌ったりした音楽は、悲しみを抱えながら生きる家族の「生きていく力」の一助になるのではと感じています。

⑫-3 音楽療法士が多職種とチームで関わること

　以上、家族の語りをもとに音楽療法場面をふり返ってみましたが、音楽療法士ひとりで、小児緩和ケア児や家族に関わるのではなく、保育士、看護師、医師など多職種がチームとしてかかわることが大切であることは言うまでもありません。

　最後に、もうひとつ事例を紹介します。

《 Ｄくん（当時小学5年生）のお話 》

　Ｄくんは重い肺疾患で24時間人工呼吸器につながれていましたが、手足は自由に動かすことができました。

　看護師・支援員と一緒に遊びの訪問をし始めた頃から、音楽性に長けているものを感じ、主に打楽器をドラム仕立てにしてセッションを重ね、数年後にはスタジオでの本格的なドラムセッションへとつながりました。

　訪問し始めてしばらく経った頃、母親は「今まで医療従事者ばっかりと接してきた。こんな遊びしてもらえて、彼も何か伝えたいのか言葉も増えたし、何よりも表情が今までと全然違う。"あー生きてるんや！"って初めて思えた。"楽しんでええんや！"って初めて思えた」と話されました。この言葉が、私が長らく小児緩和ケア児と関わらせてもらっている心の礎になっています。「生きる」ということの意味、深く生きる（Deep live）意味を考えさせられるひと言になりました。

　今後も「生きてる！」という輝きをともなった実感を、子どもと家族がもてるよう、きょうだい・家族とも、時に主体的なチームメンバーとなりながら、伴走していきたいと思っています。

✤ ふり返り&まとめ

　音楽の中で「聴く（歌う）」「見る」「触れる」という経験は、子どもたちの「表現」へとつながり、支援者との非言語的コミュニケーションの共有へと広がります。そのような時間の積み重ねは、子どもと家族の生きる力につながっていくと思われます。仮に予後が限られた子どもとその家族においても、その時間は「グリーフケア」の一助になることもあるのではないかと感じています。

⑬ ボランティア・チャリティー活動から・・・・・・・・・・・・・・・・・・・・・・・・・・岡崎 伸（医師）

⑬-1 ボランティア・チャリティー活動の必要性について

　ボランティアやチャリティー活動は、欧米では誰もが普通に行う活動で、受験や就職で提出する履歴書に「自分がどんなボランティア活動をどれだけしたのか」を書いています。わが国は、欧米諸国に比してボランティアやチャリティー活動が進んでいません。しかし、以前は一部の人が興味をもつ活動と思われていたかもしれませんが、近年は「社会貢献」や「SDGs」という言葉を耳にすることが増えており、少しずつ広がっているようにも思います。

　その中で、課題（スペシャルニーズ）がある子どもをテーマとした活動は共感されやすいように思います。例えば、子どもの貧困をテーマにした「子ども食堂」がそのひとつでしょう。本書をここまで読み進め、ご家族の声や支援者の言葉を知ったみなさんは、病気や障がいがある子どもと家族にボランティア・チャリティー活動が必要だと感じたかもしれません。

●ボランティア活動について

　厚生労働省は、ボランティア活動とは「個人の自発的な意思に基づく自主的な活動」で、「活動者個人の自己実現への欲求や社会参加意欲が充足される」だけでなく「社会においてその活動の広がりによって、社会貢献、福祉活動等への関心が高まり、さまざまな構成員がともに支えあい、交流する地域社会づくりが進むなど、大きな意義を持っている」としています。また、「国民のボランティア活動への理解を深め、参加を促進するための拠点として、社会福祉協議会などにボランティアセンターが設置されています」とされ、国の方針としては推進の流れにあること

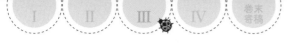

が分かります。

【ボランティアの4つの原則】

東京ボランティア・市民活動センターは4つの原則を以下のように表しています。

《1》「自主性」人から言われるのではなく自分の意思で関わること

《2》「社会性」家族や友人の支援ではなく社会的な課題に関係している活動

《3》「無償性」見返りを求めない、金銭的な対価をもらわない

まずこの3つは古典的な原則で、奉仕的な活動を意味します。

近代においては4つ目がより重要とされます。それは《4》「**先駆性**」「**創造性**」です。

社会には常に新しい課題が生まれていますが、国や自治体の公的な支援は、法整備や予算確保など時間がかかりますし、そもそも制度はマイノリティーへの支援は届きにくいところです。

そんな時に、共感する人がボランティアとなりチームを組んでボランティア活動を行うことで、素早く課題を解決できることがあります。その価値が正しく伝われば、後に公的な予算がついたり制度化されることもあります。そうなれば、持続可能性が高い社会インフラとなります。

ボランティアの先駆的・創造的な働きが、時代を先取ることは多くあるのです。

●チャリティー活動について

ボランティアとチャリティーの境目は難しいところですが、おおむね「人が多く集まり活動が大きくなる」とチャリティー活動と呼ばれるようです。海外ではチャリティー団体・慈善団体・NPOなどと呼ばれていますし、わが国ではNPO法人、社団法人、財団法人などがそれにあたると思われます。

法人では、定款や目的が制定され、理事・事務局などの人が明確になり、活動のための協賛金を確保して目的に沿って活動しやすくなりますが、ある一定の資金が必要です。わが国ではまとまった支援を得にくいため、各法人で工夫や努力が重ねられています。さらに海外ではフィランソロピーという活動も散見されます。大きな財産がある方や知名度が高い方が、規模の大きな活動をされます。注目度は非常に高く、その社会課題は注目が集まります。

●企業の社会貢献活動について

企業の活動としてはこのCSR（Corporate Social Responsibility：企業の社会的責任）とSDGs（Sustainable Development Goals：持続可能な開発目標）が知られています。

経団連は、社会貢献を「自発的に社会の課題に取り組み、直接の対価を求めることなく、資源や専門能力を投入し、その解決に貢献すること」だとしています。日本では1990年代に活動が本格化し、2000年代からCSRとしての取り組みが強化されています。

SDGsは、2015年9月の国連サミットで加盟国の全会一致で採択された「持続可能な開発のための2030アジェンダ」に記載された、2030年までに持続可能でよりよい世界を目指す国際目標とされ、17のゴール・169のターゲットから構成されています。地球上の「誰ひとり取り残さない（leave no one behind）」ことを誓っています。

日本においても積極的な参加が求められ、SDGs達成のために、資金を提供したり活動をしたり、何かをせねばならないという風潮から、今まで社会貢献してこなかった企業が参入してくれることもあるようです。

　企業の社会貢献、CSR、SDGs と同じような意義なのだと思いますが、その時々に社会が注目することでわが国でも少しずつ企業が社会課題解決のために力を出し始めているのではと思います。ただし、課題解決のためには、さらに多くの企業が社会や地域に貢献してくれることが期待されます。

●社会的企業・ソーシャルビジネス

　欧米では、社会的企業・ソーシャルビジネスといった、営利も出しながら社会課題を解決するという目的の会社が成功しています。日本では、2007 年に設置された経済産業省のソーシャルビジネス研究会では、以下 3 点で説明しています。

「社会性」：社会的課題に取り組むことを事業活動のミッションとすること

「事業性」：ミッションをビジネスの形に表し、継続的に事業活動を進めていくこと

「革新性」：新しい社会的商品・サービスや、それを提供するための仕組みを開発したり活用したりし、またその活動が社会に広がることを通して、新しい社会的価値を創出すること

　ソーシャルビジネスに挑戦する起業家を社会起業家と呼びますが、わが国でも期待されます。

⓭-2　ボランティア・チャリティー活動が小児緩和ケア児と家族にもたらすこと

　本書でこれまでお話しさせていただいた通り、医療・教育・福祉など専門分野からの支援では、それぞれが専門性を高めつつ、そして連携を意識しながら子どもと家族を支援することが目指されます。ただし、子どもとしてのニーズ、例えば「遊び」や「学び」や「出会い」については、主体となって担当する専門分野がないという懸念があります。

　冒頭で紹介した 2022 年の小児科学会の憲章の内容を達成するには、専門分野の支援と、ボランティアやチャリティー活動の支援をあわせて達成されるものと考えます。

●子どもの希望を叶えること

　例えば、「USJ（ユニバーサル・スタジオ・ジャパン）に行きたい」子どもと家族を USJ に連れて行こうとするボランティアチームがあります。「病院に通っていると、授業に出られなくなってしまう」という子どもの悩みに答えて、通院の待ち時間や入院中の子どもに勉強を教えるチームがあります。クリスマスでも入院が必要な子どものために、企業の協力を受けて、子どもたちの枕元にサプライズのクリスマスプレゼントを届けている病院もあります。今回家族からお聞きした「お誕生日のこと」「旅行のこと」「クリスマスのこと」などの多くもボランティアの要素が大きい活動で、どれも嬉しい思いが感じられていました。

　希望が叶うことはその子らしい時間を過ごしていることでもあり、自己実現でもあります。

　我慢している子どもたちにとって貴重な体験です。このような時に忘れてはいけないのは、子どもと家族の声（ニーズ）をもとにするということです。支援者はついつい「私は○○したいんですよね」「私は○○したら子どもが喜ぶと思う」などと自分が主人公になりがちですが、子どもと家族を主人公にすることを忘れてはなりません。

⓭-3 私が英国から学んだこと

　私は、2008年に英国に在住されていた喜谷昌代様が大阪に来られた際に出会い、英国でのチャリティー活動の様子を聞いて感銘を受けました。実際に英国にうかがい、子どもたち、家族、支援者と過ごし活動を肌で感じました。

　英国ではボランティアやチャリティー活動は一般的なことで、駅前にはさまざまなチャリティーショップがありました。支援者から大きなモチベーションを感じ、「どうしてそんなに熱心なのですか？」と尋ねると、「特別なことをしているわけではありませんよ」と逆に相手に驚かれました。

　活動のスタッフからは、常に子どもと家族の視点であること（Child First）、トータルケア（全人的ケア）を目標に楽しい活動をたくさん行っていました。

　私は感銘を受け、日本の子どもたちにもチャリティー活動を届ける必要性を強く感じました。しかし、英国の支援者の経験の深さや集まる資金の規模や大きさ、そして基盤にチャリティーが普通にある文化の違いから、どのようにすれば日本でできるのか想像もつきませんでした。

　英国を去る時に、私はチャリティー団体の代表者であったシスター・フランシスさんに「日本の子どもたちにも、いつかこのような活動が届けられることをライフワークとして頑張ります」と伝えました。すると彼女は私の方に向かい真剣なまなざしで「ある言葉」をくださいました。

　喜谷昌代様との出会い、英国の活動、そして「ある言葉」が、私の人生のターニングポイントになりました。その言葉は何だったのでしょうか？

　それは、「おわりにあたって（P96）」でお話しします。

●多くの方々の共感と協力

　帰国後、私は英国の経験を多くの人に話し続けました。子どもと家族への活動は医療関係者、教育関係者、福祉関係者を始めとして、多くの方に共感していただきました。

　ボランティア活動を申し出てくれる方もいて、週末にたくさんの遊びの活動を行ってきました。活動を続けるうちに、大学の先生方が学生を連れて来てくれたり、場所を提供してくれたり、少しずつですが企業が寄付や協賛をしてくれたりしました。

　とくにユニバーサル・スタジオ・ジャパンさんは、子どもの夢がテーマの企業ですが、さまざまな素敵な協力をいただきました。

●ボランティア・チャリティー活動のスタッフやボランティアたちとの交流

　現在は、日本で活動される病気がある子どもの遊びのボランティアの方から学びたい思いと、多くの人にボランティアやチャリティー活動に参加してもらいたいとの思いで、病児やきょうだい向けの「あそびかた研究会」を行っています。

　医療・教育・福祉の専門職はもとより、遊びが得意なボランティアたちなど一般の方も参加してくださり広がりがもてました。

　現在は、一般社団法人スペシャルキッズサポート振興協会の理事として、毎年一度のスペシャルキッズサポーターの集いという、日本中で頑張るボランティア・チャリティー活動のスタッフやボランティアたちとともに学び交流する機会をつくっています。

　また、本書のもとになった科学研究費助成事業での経験やつながりをもとに、「スペシャルキッズひろば」という子ども・保護者・支援者が参加できる Web コミュニティを立ち上げました。情報発信とともに Web の中ではいつでも交流できるようにして、ボランティアやチャリティー活動が行いやすい環境をつくっています。

●有志での活動計画

　ボランティアやチャリティー活動は、高額の寄付を集めなければできないわけではありません。子どもと家族に共感したなら有志で活動を計画することで行えます。

　もちろん資金があれば、できることは少し広がります。課題と目的と活動をきちんと表現できれば、寄付や助成金やクラウドファンディングで少し資金を集めることも可能です。有志で集まるというよりも、各病院が夏祭りやクリスマス会を行ったり、院内に遊びのボランティアを受け入れたりするだけでも、子どもたちに遊びを届けることができます。もちろん大きなエンターテインメント企画は、異次元の楽しさを子どもと家族に届けられるでしょう。

　小児緩和ケア児本人や、家族単位で参加する活動に加えて、「きょうだい」に向けた活動や、例えば「母親食堂」や「おやじの会」といった母親父親それぞれを主眼においた活動などさまざまな活動があることが重要です。さまざまな人が、さまざまな形で活動を行えば、子どもと家族にはさまざまな選択肢が増え、笑顔が広がることは間違いありません。それを積み重ねることで、子どもと家族の未来の選択肢は増えていきます。

　小児緩和ケア児は、病状が不安定で身体的・精神的・社会的に苦痛が大きく、負担が大きいため支援が必要です。このようなボランティア・チャリティー活動もともにあることで、笑顔が増えることはかけがえのない価値だと思います。そしてきっと、活動の楽しさに加えて、ボランティアたちの愛やパワーを感じる嬉しさがあるのだと思います。

　そして、チャリティー・ボランティアを行う私たちも、子どもや家族の様子や声で楽しい気持ちになります。心の奥にしまっている思いに気づき、気持ちが晴れていく。お互いがカタルシスを感じあえる存在になれるのかもしれません。

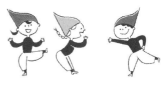

 ふり返り&まとめ

　小児緩和ケア児を中心に、病気や障がいがある子どもと家族には、「遊び」や「学び」や「出会い」も大切で必要な要素になります。そのためには、医療・教育・福祉の支援に、ボランティアやチャリティー活動が加わることが必要です。

　例えば旅行やさまざまなイベント・エンタメなど、楽しい機会を体験できた子どもや家族は、とても喜び、ずっとその気持ちを忘れません。

　日本ではボランティアやチャリティー活動が少なく、推進のための環境づくりと啓発が必要と考えます。さまざまな形の活動が広がることで、子どもと家族の選択肢は増えます。

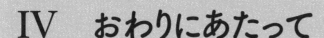

IV　おわりにあたって

考えるのではなく、動き出しなさい ・・・・・・・・・・・・・・・・・・・・・・・岡崎 伸（医師）

■子ども本人や家族から見た「生きる体験」

　小児科医は、毎日病気がある子どもの診療をし、その中で家族ともたくさん話をしていることから、子どもや家族のことをよく知っているつもりになっています。しかし、本調査を通じて理解すると小児緩和ケア児と家族の生活について、知らなかったことがたくさんありました。また、知っていても深く理解できていなかったり、十分に配慮できていなかったりしたことがありました。診療の機会だけでは時間が限られるため、語られなかったことが数多くあるのだと思います。医療の目線で考える「生きる体験（P11）」に比べて、子ども本人や家族から見た「生きる体験」はより広く、より深く、人生そのものと感じました。

　医療では「ナラティブ」つまり、「病気にまつわるその人の物語」をもとに医療を行うことを大切にする言葉があります。「生きる体験」はナラティブのひとつであり、それを知ることは、より子どもと家族の思いや気持ちを表していると感じました。

　とくに、小児緩和ケア児を始めとする、ある一定の重い病気や障がいがある子どもの家族は、子どもの病気や障がいのみならず、その子の生活や人生を思い、悩むことを今回の聞きとりで深く理解できました。子どもと家族の声を深く聞くことは医療が掲げるトータルケア（全人的ケア・P9）の出発点であり目指すところだと思います。

■家族の声、専門家の声、お互いの声を聞くことの意味

　医療者だけでなく、病気がある子どもに関わる教育や福祉の関係者も、立場や目線の違いはあるとはいえ、深く子どもと家族の言葉を聞くことの大切さは共通しており、本書で改めてそれを確認された部分があるのではないかと思っています。

●支援者同士の連携の重要性

　小児緩和ケア児を始めとした重い病気・慢性疾患がある子どもと家族を支援するためには、いかに家族と連携できるか、そしてそのために支援者同士がいかに連携できるか、「連携」が大きなカギであるのは間違いないと思います。本書は、専門家の先生たちにそれぞれの言葉で自身の専門性を説明してもらい、さらに自身の専門性から支援を深めて解説してくださっています。各分野の専門家の方々は、その中のいくつかがヒントになってくれたら幸いです。他分野の方たちの仕事内容や思いを理解できるための一助になればと思います。

　もちろん、子どもは個々に異なる存在で、ニーズも違う、好みも嫌いなこともそれぞれ異なります。必ずしもすべてのことがあてはまるわけではありません。それぞれの子どもと家族にフォーカスをあてて、関わる人たちで話しあって、ヒントについて取捨選択してケアに活かしていただければと思います。

●全人的なケアを目指す支援

本書で強調したいのは、子どもと家族の声をしっかりと聞くこと、支援者がシームレスに連携することに、支援には全人的なケアを考えることを常に意識することです。

そのためには、病院・学校・福祉・社会が、病気や障がいの有無によらず、その子らしく受け入れていくことがまずは大切です。さらには「遊び」「学び」の重要性にもっと注目していくべきだと感じています。小児緩和ケア児においては、病状は慢性経過し生涯続くことも多く、たとえ症状が強い時にでも、「遊び」「学び」の支援を行う意識をもって関わることが大切だと思います。

■ Start small という言葉が教えてくれたこと

私が英国を去る時、チャリティー団体の責任者の方から言われた言葉は「Start small」という言葉でした。当初私は、「英国で見たすばらしい活動を日本でも」と夢見る私に、「小さな活動にしておきなさい」と、つまり「現実的に考えなさい」と諭す言葉だと理解しました。

ところが、横にいらっしゃった喜谷昌代様は、「岡崎先生、考えるのではなく動き出しなさい、という意味なのよ」と教えてくださいました。思う人・語る人は多くても、実際に活動を起こす人はとても少ないのだと説明されました。

●さまざまな職種の同志が集まり円を描く

そして私は帰国後、自然と同僚に経験を語り続け、近くの看護師や保育士を始めに、同志が少しずつ増えていきました。そして週末に遊びの活動を始めました。

彼らは友人を連れて来てくれて、その友人がまた別の友人を連れて来てくれて、学校の先生やリハビリ士さんや福祉関係者など、気づけばさまざまな職種の人が同志となっていました。それが現在の「一般社団法人スペシャルキッズサポート振興協会」の始まりと考えています。

日頃の子どもと家族の頑張り、時折見る笑顔や素敵な姿があるから人が集まって来るのであり、子どもと家族の魅力のたまものであると思います。ボランティアやチャリティー活動で子どもと家族の笑顔や魅力に触れると、自分も楽しく嬉しい気持ちになることは確かで、お互い共鳴しあっているようにも思っています。

英国にいる時、ボランティアやチャリティー活動の最大の美徳は、活動する中で多くの人が巻き込まれていくところだと言われたことを思い出しました。教えてくれた方が人差し指を立てて、子どもと家族を中心とした「wave」だと言いながら話をしている様子が今でも目に浮かびます。その姿を思い出すと、資金規模は小さくても自分たちも同じ質の活動ができているかもしれないと感じたものでした。

■ 「スペシャルキッズひろば」の立ち上げ

コロナ禍になり、世界中で、病児に関わるチャリティー活動は休止せざるを得なくなっていると思います。一方で ICT や SNS の利用が急速に進んでいます。2022 年から「スペシャルキッズひろば」という Web コミュニティを立ち上げています。小児緩和ケア児を始めとした難病や大きな障がいがある子どもと家族に向けたボランティアやチャリティー活動のことを紹介し、イベントを行ったり紹介したりして全てのスペシャルキッズと家族が参加できる世界ができればと思っています。

子どもと家族のことを知ることで、協力したいと考えてくださる方がいると思います。ひとつの活動が「wave」となることで、次々と新たな活動が生まれていきます。さまざまな活動が波紋のように広がっていけば、たくさんの子どもと家族に届くようになります。ひとりでも多くの支援者、子どもと家族が楽しい活動の「wave」に加わってもらえれば幸いです。

なお、本書ではがんではない「小児緩和ケア児」を中心とした調査をもとに執筆いたしましたが、多くの内容が、課題がある子ども（スペシャルニーズがある子ども：スペシャルキッズ）、とくに体に病気や障がいがある子どもにも共通することだと思います。小児緩和ケア児は、スペシャルキッズの中心に位置する存在と考えています。

 謝 辞

最後になりますが、今回の聞きとりに参加してくださったお子さんとご家族、何度も検討会に参加してくださった研究協力者の方々には、研究者一同から、深く御礼を申し上げます。

また、今まで活動をともにしてくれている支援者（サポーター）のみなさんと、活動に参加してくださったスペシャルキッズとご家族との時間を共有できたことで、本書の出版に至っていると考えております。感謝いたします。

そして約15年前、日本に小児緩和ケアの概念がなかった時代、大阪に来て英国の様子を教えてくださった、故・喜谷昌代様と英国のスタッフと当事者や家族のみなさまに感謝いたします。

故・喜谷昌代様には、英国に招いていただき、病院の案内や慈善団体の見学、そしてスタッフとの対話の機会をつくっていただきました。チャリティー活動を始めてからは、悩むたびに御助言くださったことで活動は続けられており、本書の出版も英国から教わった活動の流れのひとつと思っております。

追悼ミサでは、「日本におけるチャリティー活動の種をたくさんまかれた」と語られておりましたが、私たちもその芽のひとつと思っています。

特別な感謝とともに、哀悼の意を表します。

【巻末寄稿】5人のお子さんの体験を通じて

　本文でも記載がありました、居宅訪問型児童発達支援事業（P10）では、小児緩和ケア児と家族への個別性の高い関わりができます。

　株式会社ノーサイド（東大阪市）が運営するハチドリノーサイド都島（大阪市）は、この制度施行直後からこの事業を始められました。

　「ハチドリの訪問」という名前をつけて行われる本事業について、具体的な子どもと家族の様子を記載いただきましたので、巻末寄稿として入れさせていただきました。

❶ りみちゃん編 ・・・・・・・・・・・・・・・・・・・・・・・・・・・・・・・・・・・・ 河村雅美（看護師）

❶‐1 先天性筋強直性ジストロフィーという障がいとともに生まれて

　りみちゃんは、母親の胎内にいる時に障がいがあることが分かりました。

　母親は出産するかどうかを迷いましたが、家族に相談したところ、「私が助けるから」という長女からの後押しがあったそうです。

　りみちゃんの診断名は「先天性筋強直性ジストロフィー」でした。筋肉が硬直・萎縮をする疾患で、多臓器におよぶ全身の病気です。

　誤嚥性肺炎をくり返し、退院する時には生後7か月になっていました。

　気管切開を行い、食事は主に鼻から管を入れて栄養を摂取する経鼻経管栄養です。呼吸状態が不安定だったため、人工呼吸器をつけたり、外したりの生活を送っていました。

●りみちゃんとの出会いと初めての支援

　私との出会いは、2017年11月、りみちゃんが2歳の時でした。

　訪問看護師さんから紹介していただき、外出が困難な子どもの自宅に訪問し、遊びを届ける「ハチドリの訪問」を行いました。

　当初は居宅訪問型児童発達支援事業の開始前で、ボランティアとしてスタートしました。2018年4月の事業開始とともに、この支援制度を利用しました。そのため、りみちゃんは日本の制度利用者第一号だと思います。

　りみちゃんのこれまでの生活は、受診とレスパイト入院（家族を休ませるための一時的な入院）の時だけ外出し、家族と訪問看護師や訪問リハビリ以外、人との交流は全くない状態でした。「ハチドリの訪問」では、初回に母親の希望で訪問看護師が立ちあってくれました。私自身も訪問経験がなく、「つながり」をどうつくり出せばいいのか、距離感をどうはかるのかと試行錯誤でした。もちろん母親も、とても緊張されており、「私もこの子も人見知りです」と話していました。りみちゃんは訪問看護師に抱っこされながら、手でバイバイをし、顔をそむけています。母親は、その背中に隠れるように、あまりしゃべらずうなずくことが精一杯の様子でした。

《 信頼関係を築くまで 》

　信頼関係が形成されない中で、生育歴や母親の思いなどあれこれ聞けるわけもありません。まずはりみちゃんとの関係づくりだけを前提に、りみちゃんが好きなことを聞きながら、持参した楽器を鳴らして、興味を引きました。

　マラカスやタンバリン、太鼓にツリーチャイム。手にしたものは何でもポイポイと投げ捨てるため、それを利用して、投げ捨てた楽器が落ちるところに太鼓を置いて、「ドン」と音を鳴らしました。そして拍手をしました。

　りみちゃんが自分で楽器を投げて、私が太鼓でキャッチし、音を鳴らす。これをくり返しました。くり返していくと、りみちゃんは太鼓の音が鳴るたびに、口を大きく開けて、「あっ」と息をもらしました。

　緊張していたはずの母親でしたが、りみちゃんの反応を見て「すごい」と驚きました。母親に太鼓を渡し、真似するように楽器をキャッチしてもらうと、親子で顔を見あわせ嬉しそうな表情をされていました。成功したり失敗したり、母親も一緒になって遊ぶことで、親子の関わりが深くなります。何よりも「ハチドリの訪問」が帰った後でも遊びを通して会話があったり、家族が真似して遊んでみたり、今までの生活になかった色がもうひとつ加わりました。笑顔が増えることが、一番の目的です。

　楽器のつかい方は違うかもしれないけれど、それが遊びです。りみちゃんが楽しい、またやりたいと思えることが大事で、その思いから、どんどん成長（発達）が促されます。

　訪問看護でも訪問リハビリでもなく、りみちゃんと遊ぶためだけに訪問してくる、「ハチドリの訪問って何？」の母親の不安な思いに寄り添い、実体験を交えて何となく分かってもらえたらと軽い気持ちで初回の訪問を終えました。

❶-2 支援開始から1か月

　これまでりみちゃんに関わる「人」は医療関係者であり、医療的ケアのフォローや入浴介助、きょうだいの世話の時に来訪してくる見守りの人たちだけでした。りみちゃんが子どもらしく遊ぶこと、生活のなかで楽しむこと、暮らしを豊かにする福祉とのつながりはありませんでした。

　生活するだけで精一杯の状態、児童発達支援の療育を考える余裕すらない中で、月に2回「ハチドリの訪問」がスタートしたのです。

●母親の思いがこぼれる

　訪問を重ね、1か月を過ぎた頃から、自然と母親の思いがポロポロとこぼれだしました。「全くダメな母親でこの子のことが分からない」「上の3人の子どもたちを育てたはずなのに、初めての子みたいにアタフタしてばっかり」「この子がどうやって大きくなっていくのか想像ができない」「ママ友は誰もいないし、集まりに行っても誰も分かってくれないから、そんな場にも行こうと思わない」と。

　分からないことが分からないから、何も聞かないでほしい、と母親もまた自分の気持ちを整理できないまま泣いて落ち込んでいました。私は、母親が落ちるところまで落ち込んでは、自分を奮い立たせての毎日を送っていることを知りました。

●りみちゃんとの遊びの日々

そんな中でも、りみちゃんと一緒に遊ぶ日々を過ごすうちに、たくさんの発見があり、りみちゃんから反応が返ってくるようになりました。

諦める選択肢なんてどこにもない。私の思いは「人に慣れて、たくさんの人に関わって、より成長してほしい」というものでした。

当初より、とにかく人見知りの激しいりみちゃんはよく泣き、母親から離れようとしないので、気持ちをほぐすのに悪戦苦闘し、時間がかかりました。

たくさんの人に慣れてほしかったため、何人かのスタッフでローテーションを組み、りみちゃんに関わる人を増やしました。

りみちゃんが「はらぺこあおむし」という絵本が好きだと分かると、あおむしの人形をつかって遊びながら絵本を読んだり、歌を歌ったりしました。

音楽が流れると勝手に体が反応してノリノリになるくらい大好きな手遊びやダンスは、いざという時の必殺技としてつかいました。体を動かすことは苦手なので、何とか気を引くために、大型遊具を家に持ち込んで、ボールプール遊びをしたり、大型絵本を頑張ってめくったりしました。

❶-3 支援開始から4か月

時には、「物づくりなんか大嫌い。感覚を刺激する遊びなんてやだー」と、遊ばず泣き疲れて寝てしまうこともありました。りみちゃんを寝かしつけた後に、母親とヒソヒソ話して帰ってくる日もありました。

りみちゃんは、家では口から飲んだり食べたりできるのですが、レスパイト入院する時には泣いてばかりいて食べようとしません。管で栄養を注入することになってしまいます。私はりみちゃんを玄関前に連れ出し、気分転換をさせながら外気浴をしてみました。体力のないりみちゃんにとって、これは大仕事だったかもしれません。

汗をかいた後は、大好きなりんごジュースを一緒に飲み乾杯しました。私自身は手伝っているわけではないため「本当に何も仕事してないな」と苦笑いすることも。「お母さんとりみちゃんの顔を見に来ただけだから」と、りみちゃんを抱きしめるだけで帰ることもありました。

重度の障がい児でもこんなに楽しめるんだよと、本人と家族にくり返し伝え続け、約4か月が経ちました。本格的な支援制度の開始を迎えようとしていました。

❶-4 たくさんの子どもとの遊び

りみちゃんが訪問時に泣かなくなり落ちついて遊べるようになった頃を見はかり、私が勤務している放課後等デイサービスに遊びにいくことを提案しました。

普段の生活でりみちゃんの外出といえば、受診やレスパイト、訪問看護師の同行のもと、姉の保育園の送迎について行くことだけであり、外出して遊ぶ経験はありませんでした。誰もがりみちゃんが、外に出て遊べるとも思っていませんでした。

●外出時の持ち物

外出では緊急時に備えて医療的ケアに必要な物品を用意すること、吸引器の持ち出しの時には、洗浄水をペットボトルのように蓋があるものに入れるほうが便利なこと、注入の時に必要なシリ

ンジは２本以上、サイズ違いのものがあればつかい分けができてより便利なこと、知らない環境で泣くことも考えて水分や着替えの準備をすること……一つひとつのことに寄り添い、「心の準備と物の準備」を一緒に進め、スケジュールを組んでいきました。

●初めての遊びの場

　桜の咲く春、母親と姉（小２）と一緒に放課後等デイサービスに初めて遊びに行くことができました。道中の車内では泣いていましたが、いつもと違う道を走っていることに気づいたのか、途中でキョロキョロと外の景色を見て様子をうかがい、到着すると予想外の場所に立ち、不思議そうにしていました。

　デイサービスでは、りみちゃんと面識のあるスタッフが出迎えます。ただ、広いスペースに知らない環境、知らない子どもたちとの出会いに、当然ながら、りみちゃんは泣いて母親から離れようとはしません。

　しかし、母親の顔は違いました。その日は小学生から高校生までの子どもたちが 10 名程デイサービスを利用していました。中には歩いて近づいてくる子、声を出す子、動かせる目をつかって存在をアピールしてくる子、遠くからじっと様子をうかがっている子、来てくれないかな〜とじっと待っている子など、10 名それぞれの表現でりみちゃんを出迎えてくれました。

　その姿に、圧倒された様子はありましたが、母親は笑顔で自己紹介の挨拶をし、りみちゃんに話しかけて気持ちをほぐしていました。

　そして何より母親自身が子どもたちに興味津々です。

「高校生にもなったら、こんなに体も大きくて、車いすも大きい」「こんな風にお茶を飲んだり、食べたりできるなんて」「こんな道具があるんですね」と、母親はここで見るものすべてが新発見の様子でした。

●姉につられてゲームに参加

　デイサービスの楽しみのひとつであるレクリエーションにも参加してもらいました。「うちわパタパタゲーム」といって、高い位置で紐から吊り下げられた細い新聞紙をうちわの風だけで落とす単純なゲームです。

　このゲームには、先に小２の姉が参加しました。りみちゃんはその様子を見ていました。すると、泣いたり嫌がったりすることなく、徐々に輪の中に入りゲームに参加して遊ぶことができたのです。

●デイサービスを利用した母親の発見

　その後の訪問で、デイサービスに来て過ごしてみた感想を聞きました。

　母親はこう話してくれました。

「たくさんの障がいのある子どもたちが楽しく過ごす姿を見て元気をもらいました。何も分からなくてモヤモヤしていたことが、何となく分かったような気がします。りみちゃんは泣いていたけど、私は行かせてよかったと思っています。

　何よりも姉が、デイ（サービス）に来ていた子どもたちを見てびっくりしなかったことに驚きました。デイの子が話していた言葉を聞いて、姉が『同じ言葉を言っていても最後の文字の発音

が上がる時と、下がる時があるねん』と教えてくれたことが、私は一番びっくりしました」

私は、母親にこう答えました。

「描けなかったものが見たことにより、描けるようになる。知らないから怖くて一歩が踏み出せなかったけれど、知ってしまえばこんなもんかと、気が楽になる。障がいがあってもなくても生きていくのは大変ですからね」

母親は、以前よりスッキリした表情で笑っていました。

❶－5 医療型児童発達支援センターへの通園に向けて

平成30（2018）年5月になりました。りみちゃんはこのところ体調もよく、夜間以外は呼吸器なしで過ごすことがほとんどでした。

訪問後に車に乗って帰ろうとすると、指を差して「乗る」「一緒に行く」と、デイサービスに行きたいことをアピールするようになりました。また、散歩で公園に行き、ブランコやすべり台を楽しむと、「もう一回する」と指差しや首ふりでしっかり意思表示をしたりするようになりました。活動はどんどんと広がり、十分すぎるほどの成果が見えました。

私は「今がちょうど背中の押しどころかもしれない」と、母親に医療型児童発達支援センター「はばたき園」の通園を勧めることにしました。

母親も、少しずつ前に進み、自信をつけてきたので、通園について同意し、前向きに話が動き出しました。

●好きな音楽で生活をよりよく

一方、「ハチドリの訪問」でも訪問回数を増やし、りみちゃんの療育により力を入れたいと考えました。りみちゃんはどんどんいろいろなことを吸収し、音楽が大好きになっていきました。りみちゃんが好きなことが、もっとプラスに働けばいいと思い、この年の7月から「ことば音楽療法士」の深谷さんに、訪問に加わってもらいました。

訪問音楽療法が月3回、初回のレッスン時間は40分の予定でした。ところが、りみちゃんの頑張る気持ちが強いためか、緊張が強く出るあまり顔を真っ赤にし、汗をたくさんかいて、途中休憩を2回はさまないといけないくらい疲れ切ってしまいました。

初回は様子見ながらのスタートで心配なところもありましたが、私はりみちゃんの力を信じてみたいとも思っていました。

《りみちゃんのためのプログラム》

次回の訪問は大丈夫だろうかと心配していましたが、なんと母親とりみちゃんが「レッスンで習ったマラカスのリズムを練習した」と言うのです。母親とりみちゃんは、りみちゃんのおじいちゃんが買ってくれたマラカスを手に、「ウンチャ・ウンチャ・シャカシャカできるようになったんです」と、嬉しそうにふたりで顔を見あわせ、私たちに披露してくれました。

その後、レッスンは30分に増えました。選ぶ・取る・数える・覚える・考える・発声練習・表情をつくるなど、さまざまな角度からアプローチして、コミュニケーションがとれるよう、成長を促していけるようにプログラムが組まれました。

りみちゃんのお気に入りは、バナナの形をしたマラカスをつかったリズム遊びでした。りみちゃんは慎重派なので、初めてすることは必ず一回見てからしか手を出さない徹底ぶりでした。それ

でもすごい集中力を発揮し、30分のレッスンを最後までこなせるようになりました。

《 りみちゃんとのコミュニケーションの向上 》

　レッスンを通じて、家族が今までりみちゃんの思いをくみとり、何でも先読みして動きすぎてしまっていたことを知りました。そこで、りみちゃんの意思表示を待つことを実践してみました。

　気管切開のため発声は難しいのですが、発声練習で表情をつくってみたり、ちょっとした息のつかい方で声帯が振動し小さな声が出たり、うなずくようになったりと、さまざまな相互作用が重なり、りみちゃんの思いが届くようになりました。

●いいストレス

　そして平成31（2019）年5月、医療型児童発達支援センター「はばたき」に週5日の通所が決定し、地域移行支援になりました。当初は通所の予定も全くなく、家庭で過ごしていたりみちゃんですが、居宅型訪問児童発達支援によって多くの人と関わることで「やりたい・できる・楽しい」を実感したようです。

　人との出会いから、思ってもみなかった日常生活が始まりました。

　母親もまた、りみちゃんの成長する姿を見て、「くよくよなんかしていられない。りみがこんなに頑張っているんだから、泣いてる場合じゃない」と母親として強くたくましく輝く姿がありました。

　人が関わることで療育の扉が開く。そこには新たな発見や希望、喜びや楽しみがある反面、傷ついたり立ち止まったりすることもあるけれど、私たちはそれを「いいストレス」と呼び、母親たちの背中を押し続けています。

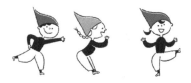

 ふり返り＆まとめ

「ハチドリの訪問」を通じて、りみちゃんに関われたことは私にとっても大きな経験になりました。この仕事をしていてよかったと思えただけでなく、看護師として医療の目線をもちながら、母親とりみちゃんに寄り添い、地域で暮らすことの後押しができました。

　医療を怖がらず、生活をするうえでの手段として医療的ケアを受け止め、たくさんの人がりみちゃんと触れあえること、楽しめること、そして他人から愛されること……生きることが未来につながること。それを伝えることができるのが「ハチドリの訪問」の魅力でもあります。

❷ ももちゃん編 ・・重山直子（音楽療法士）

❷-1 18トリソミーのあるももちゃんとの出会い〜訪問1年目3歳

　2010年より「在宅で暮らす重い病気の子どもへ遊びを届ける」活動をしていた私が、ももちゃん宅を初訪問したのは、2013年の年明けでした。

　ももちゃんは「18トリソミー」という先天性疾患がある女の子で、初対面の時は2歳10か月でした。18トリソミーは、第18番染色体の過剰により精神遅滞や重度の心疾患を始め、発育に多くの遅れが見られる障がいです。この障がいのあるお子さんの半数以上は、生後1週間以内に亡くなり、生後1年まで生存する確率は10%未満と言われています。

●初回の聞きとりと母親の不安

　初訪問の日、母親は「ももは音楽が大好きみたいなので、何か刺激を与えてほしい」と話していました。また、「この子はどこまで発達するんだろう」「まだ手でパチパチ（手拍子）もできない」などの不安を口にされていました。

　母親の不安をよそに、ももちゃんは楽器の音が少し鳴っただけでも笑って反応してくれる、かわいい女の子でした。同行した看護師が、母親に家族構成などの初回の聞きとりをしている時、「実は、息子がもうひとりいてたけど、亡くなったんです」と話してくれました。

　そのひと言に驚きととまどいや不安を抱いたのは、私のほうでした。その件に関しては、母親が自分から話してくれる時が来るまで待とうと思いながら、訪問支援はスタートしました。

●家族の抱える不安の背景

　母親はももちゃんを出産後、何も分からないという不安から18トリソミーの子どもをもつ保護者の会に入会しました。その会は、亡くなる子が多いこともあり、遺族会的な色あいがあったためか「今、生きていくために欲しい情報」が得られず、退会したそうです。

　また、「今まで実家に帰っても、長くて4時間の滞在。一度も泊まったことがない。まして家族旅行など一度もない」との言葉も聞かれました。そう漏らす背景には、育児不安を抱えたまま、外出する機会が限られた中で3年間暮らしてきた状況がうかがえました。

　成長することを望んでいるにもかかわらず、訪問看護のみの利用で、発達を促す遊び支援など適切なマンパワーとも結びついていない状況でした。

　そこで、プレイワーカーと音楽療法士である私がペアとなり、月1回の訪問を重ねていきました。母親の言葉通り、ももちゃんは音や声に敏感で、タンバリン、大きな太鼓などさまざまな楽器にとてもよく反応を示しました。

　私がとくに意識したのは「振動」です。太鼓の面をたたくと、振動を感じたももちゃんの手のひらが少しずつ開きました。"気持ちいい〜、もっとやって"という心の声が聞こえてくるようでした。発達の初期段階の子どもには「音楽」より「音」でアプローチするのがベターという考え方があります。まさにももちゃんからその反応が見られました。

　ももちゃん出生後、外部とのつながりが希薄だったももちゃんファミリーですが、ある時、公益社団法人「難病の子どもとその家族へ夢を」の企画で東京ディズニーランドに招待され、初の

家族旅行を実現させました。出発前はたくさんの不安があったようですが、この旅行が自信となり、次年度から行動範囲がぐんぐん広がっていくことになります。

❷-2 遊びを重ねて見つけたお気に入りの楽器～訪問2年目4歳

　遊びを重ねるうちに、お気に入りの楽器もできました。私が赤いタンバリンで「こんにちは」を歌いかけると"あ、何か楽しいことが始まるぞ"と足をバタバタさせ、終わりにツリーチャイムを出すと"え……、もう終わり？"口をへの字にして寂しがる表情が現れます。とくにツリーチャイムはお気に入りで、自発的な手の動きが活発に見られます。

　当時保育園児の姉も遊びたい盛りで、在宅の時には姉には別の魅力的な楽器、中学2年の兄がいる時にはそれなりの楽器を担当してもらい、きょうだいで楽しめる時間も意識して関わるようにしました。

　集団を経験したことがないももちゃんには、身近なきょうだいが一番のお手本になったり、支えになったりすることもあります。ももちゃんは初めてのものには慎重で緊張するのですが、オートハープという楽器を初めて見せた時の写真が心の内を物語っています【図9】。

　母親もこの姿を見て「初めての楽器には緊張するけど、それ単体ではなく、今まで慣れ親しんだバチというもうひとつの道具をセットにしたことで、チャレンジしてみようという気になったんやね」とコメントしました。

　また、大好きな兄が先に挑戦してくれた安心感も動機づけになったようです。

　この時期、ももちゃんはグーの手を口に入れ、口腔に蓋をした状態をつくり、声を響かせる感覚が面白くなり、発声が増加しました。その声で母親を呼ぶことも増えたようです。

　これはももちゃん自身から出てきた表現なので、ももちゃんなりにコミュニケーション手段を発見したのかもしれません。ももちゃんなりの歌う行為とも捉えています。

　また、楽器を握る力も強くなり、母親は「手で何かを握れるようになるなんて！」と感慨深げな言葉もあり、その成長をともに喜びあいました。

❷-3 ももちゃん一家のフランス遠征と夢

　その頃、ももちゃんファミリーに前述の法人から自主映画「Given～いま、ここ、にある しあわせ～」の出演依頼がきたり、姉とともにガールスカウトに入団したり、母親は「ももでも地域で生活すること、普通に暮らすことができるんだ」「ももが人と人の縁を結び広げてくれている」「いろいろ不便なことはあるけど不幸じゃないな」と前向きな話をされることが増えました。

　その後、法人がスティービーアワード2014国際ビジネス大賞のNPO部門で金賞を受賞し、その授賞式に代表として、ももちゃん一家は何とフランスまで家族で遠征したのです！

●母親が抱く夢と希望

　渡仏前、母親もももちゃんの誕生時のことを話されたことがありました。

「ももが産まれ、18トリソミーと分かった時、自分の母親以外誰にも言わなかった……。1週間もたないかもしれないと医師から告げられ、誰にも言わなかった。次男の3度目の命日に生まれたもも。2週間しか生きられなかった次男に愛情を注げなかったぶん、この子を慈しみなさい……ということかと思いました。ももは40週胎内にいたから心臓手術できる体力があったけど、

同じ病気の赤ちゃんは手術さえできないみたい。その時に決心したの。『後に続く同じ病気の子に道を開いていくことがももの使命』と。ももが人の縁を運んできてくれている。だから出会った人達のつながりを大切にしていきたい」と。

また、将来は同じような境遇のママ友が集えたり、きょうだいが思いっきり遊べたりする場をつくりたいなど、夢を膨らませ希望を話してくれました。

一方「でも、何だかんだ言っても、まだ4歳児の母でしかない。だからこれまでのことは話せるけど、未来は分からない。だからももも私自身も多くの経験をして後に続く親子にその経験を伝えられるようにしたい」と客観的な視点も話されたのです。

私は、亡き次男とももちゃんの縁、それを語ってくださった母親の気持ちをしっかり受け止めようと心に誓ったひと時でした。

【図9】 初めての楽器（オートハープ）を前にしたももちゃんの心の声

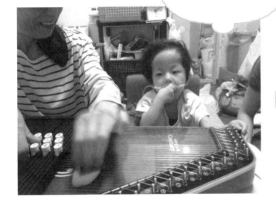
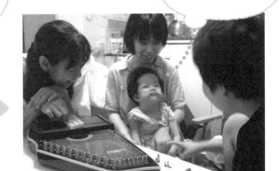
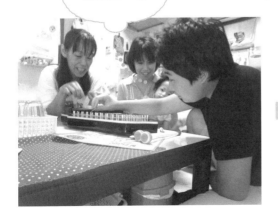
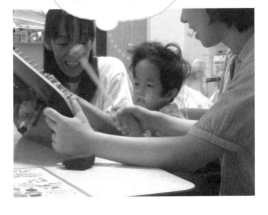

❷-4 ももちゃんを中心に家族それぞれが生きる道を模索～訪問3年目5歳

　ももちゃんに脳波の検査で点頭てんかんが見つかり、少し不安定な1年となりました。昼夜逆転気味のももちゃんを寝かしつける時に、母親は毎晩20曲くらい童謡を歌っているとのこと。人の声に反応がよいのはそんな影響もあると思われます。CDのかけっぱなしでは得られない刺激です。

　音楽療法の視点における楽器の操作法は子どもの可動域や状態に応じて自由に工夫します。デスクベルをももちゃんの足で鳴らした時、意欲的に反対の足も出してきました。その姿に母親が「足も結構つかえるやん！」と発見した場面もありました。

●ももちゃんの存在が家族を変える

　一日に10回ほど起きるももちゃんのてんかんの発作のこと、兄と姉に発達障がいがあり、集団での生きづらさが顕著になってきたこと、母親は「頭の中パンクしそう」と表現されました。その後、兄は福祉系の高校進学を予定し、ももちゃんの存在が、家族それぞれの生きる道に影響していることがうかがえました。兄も姉も、自分の道を模索しているような姿に感じられました。

　ある訪問日、ももちゃんが爆睡中の時のことです。母親は体調が悪く病院に行っていました。ずっとファミリーを見守っている父親と、ゆったり話す貴重な機会がありました。

　ももちゃんの成長を感じる時のこと、ももちゃんに関わる人への感謝の思い、きょうだいの心配、自分ができること、将来の夢……そして亡き次男の話におよぶと、涙を流しながら語ってくれました。その姿に、当事者である「子ども」だけでなく、家族が直面するさまざまなできごと、語りに誠実な気持ちで向きあっていくことの大切さを改めて感じ、訪問の意味を自分の心に問い直さなければ、という気持ちにさせられました。

　諸事情でももちゃんへの訪問を終えなければならない状況となり、とても寂しい3月末の最終訪問の日、「ファミリー桜の木」と題する模造紙大の制作物をみんなでつくりました。

　家族全員の手型をとり、亡くなった次男の手型も加え、手形を蝶に見立て、家族それぞれが希望をもって羽ばたく様子を描きました。

　その後、訪問のブランク期があり、自宅には行けませんでしたが、イベントなどで時々ももちゃんファミリーの元気な姿を目にすることができました。

　小学校入学前、細かな持物に名前を記入する時「上靴に名前書ける日が来るなんて！」と、父親が涙ぐみながらつぶやいた感慨深げな言葉が印象に残っています。一般の人にとってはごく当たり前のことですが、当たり前ではない、こんな幸せをももちゃんは周りの人たちに与えてくれているのです。

❷-5 小学生になったももちゃんの成長ぶり～「ハチドリの訪問」1年目9歳

　居宅訪問型児童発達支援制度のもとで訪問申請の手続きを開始しました。地域の小学校の支援級に籍を置き、3年生となったももちゃんは、看護師がいる週2日に登校、しかも母が必ずつき添うという条件での数時間登校になりました。しかし、冬から春先にかけては風邪の流行や体調不良が多く、ほぼ登校できないという状況でした。

「ハチドリの訪問」はそのような中で許可されました。ももちゃんは体重20kg、身長120cmと大

きく成長していました。

● 学校という社会での悩みと挑戦

　母親との会話は学校の話題が多くなりました。内容は「みんなと一緒に座っているだけでなく、ももの力に見あった働きかけをしてほしいと、先生には伝えているんだけど……」などの悩みが多く聞かれました。私たちが遊びで関わる場面を動画で撮り、先生方に見せ参考にしてほしいなど、母親のバイタリティ溢れる力を感じることが多々ありました。

　また、母親は「お世話される立場に置かれがちなももだけど、ももからも発信していきたい」という想いをいつも抱いてる様子でした。クラス全員40人分のクリスマスカードを、訪問日に私たちと一緒につくったこともありました。

　ももちゃんの指に鈴つきのスポンジをつけ、雪だるまの白、帽子の赤の絵具をポイントしていく作業を「ジングルベル」の歌を何十回も歌いながらやり遂げました。

● 開かれたももちゃんファミリー

　ももちゃんは太鼓の裏面に小豆を流し込んでつくる波の音を、お腹で感じる遊びを気に入ってくれました。それ以上に "嵐、雷" と激しく流し込むのを楽しんでいたのは姉だった、という場面もありました【図10】。

　2年前は、ももちゃんの遊びに自分も同等に割り込んで来る姉でしたが、絵本をももちゃんに読み聞かせる姿もあり、すっかり6年生らしいお姉さんになりました。

　ただ、姉いわく、クラスで「いじめ」があり登校を渋る日が多くなっています。「もものクラスは平和でええな。私のとこなんか戦争や」と表現する姉の誕生日には、ももちゃんも一緒にケーキをつくって盛大にお祝いをしました。

　不登校気味だった兄も専門学校に毎日通い始め、OT（作業療法士）を目指しています。風呂上りの服を着せる役目の兄は、ももちゃんの骨格のしくみや動きを確認しながら着せられるようになりました。ここでもまたももちゃんは、兄の勉強に役立っている様子でした。

　そしてももちゃん自身は、楽器に関わる時「肘だけでなく、肩にも支点を置き、肩＆肘を固定させて肘から先を自由にしてあげる」という訪問リハビリのOTの助言をもとに、手でものを探索・操作する遊びにチャレンジ中です。

【図10】 波の音遊び

ももちゃんの姉（左）が手伝い、小豆を太鼓に流し落とし、波の音を再現。

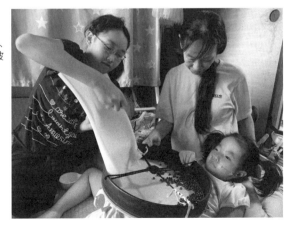

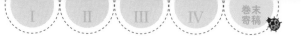

　訪問看護、訪問リハビリを始め、ももちゃんに関わる支援者がともにももちゃんへの理解を深め、母親を通して情報交換できるのも、開かれたももちゃんファミリーだからこそでしょう。

❷-6 ひとりじゃない、という気づきを得る

　「訪問」という活動形態、すなわち家の中で子どもとその家族に関わるということは、とてもデリケートな部分に立ち入ることだと感じます。プライベートな空間という意味あいだけでなく、対象児はもちろん、子を取り巻く家族それぞれの姿、またその関係性などを垣間見ることになるからです。

　ももちゃんの場合は「家族支援」というスタンスでの関わりだと言えるでしょう。生活のなかで起きてくるさまざまな苦難や喜び、夢、悲しみを経験しながらも、家族それぞれが互いに誰かの生きる力になり、生かされているという姿を見、ことあるごとに共感しながら私は多くの気づきを得ることができました。

　それは、どんな子であっても生きる力を発揮できる環境（人・場・時間）をつくってあげることで、子どもの力が輝き出すということ。親にも希望を抱かせ、きょうだいにも優しい心を育ませることができ、その子の周りのみんなが"ひとりじゃない"という気持ちを抱くことができる……そんな気づきです。

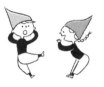

 ふり返り&まとめ

　訪問を受けた側の子どもと家族はどんな感想を抱き、訪問をどう意味づけておられるでしょうか。きっと関わり方も子どもの状態により個別性が高いので一概には言えないと思います。ただ、多くは医療関係以外、つながりが少ない方たちだと思われるので、「人とのつながり」を実感し、遊びを通して「子どもの力を再発見」をするなど、肯定的な気持ちを抱かれたのではないでしょうか。

　私たちはそれらを謙虚に受け止め、日常のひとコマに入り込む際の気配り、そして発達支援につながる遊びや学びの工夫、自己研鑽などを積みながら、この活動が必要な人のところへ届くよう継続していかねばと考えています。この春からももちゃんは中学2年生です。人とのつながりの中で楽しく歩み続けています。

❸ りょうくん編 ‥‥‥‥‥‥‥‥‥‥‥‥‥‥‥‥‥‥‥ 竹下みどり（看護師）

❸-1 りょうくんファミリーとの出会い

　私が初めてりょうくんのお宅を訪問したのは、2018年のことでした。支援員2名で自宅に訪問し、そこには母親とりょうくんと妹がいました。

　りょうくんの家はマンションの2階にあります。マンション玄関でインターホンを鳴らすと妹が「こんにちは〜」と元気よく迎えてくれました。マンションの中に入り、自室前でインターホンを鳴らすと、母親と妹がニコニコした表情で出迎えてくれ、りょうくんのもとに案内してくれました。

　窓の側で明るく日の光と、そよ風を感じる場所にりょうくんのベッドが置かれていました。そこは家族が食卓を囲んで団欒する場所にもなっていました。母親と妹の声がいつも聞こえる場所であり、父親が仕事から帰ってくるとすぐにりょうくんに声をかけられる場所でもありました。

●生後間もない時期に医療的ケアが必要になったりょうくん

　りょうくんは生後間もない時期に低酸素脳症となり、医療的ケアが必要になりました。経鼻経管栄養、胃ろう、酸素投与、気管切開、人工呼吸器などの医療的ケアを、年代ごとに行ってこられています。現在は、24時間人工呼吸管理です。

　自分では体を自由に動かせないのですが、声や音刺激に対して、少し表情を変化させたり、少し顔や手を動かしたりしています。座位や立位が取れず臥床が続くと、骨がもろくなる骨粗鬆症になりますが、りょうくんも例外ではなく、時折骨折をして入院になってしまいます。体温調節を自分でできないのでとても注意が必要です。また、感染症に弱く、気管支炎や肺炎で入院することも時々あり、皮膚も弱いところがあり感染症になってしまいます。基本は自宅で過ごしているのですが、体調のよくない時には入院して過ごしています。

❸-2 「ハチドリの訪問」の開始と心の支援

　もっとりょうくんに遊びや学びの場を増やしてほしいというご家族の希望があり、制度が始まった年である2018年に、「ハチドリの訪問」を始めました。それから毎週1回はりょうくんと遊んでいます。

「ハチドリの訪問」は、りょうくんの家に伺い、りょうくんと妹と母親と一緒に遊ぶことにしています。遊びを通じた関わりが、りょうくんにとって「成長（発達）に応じての刺激」になり、妹には遊びを通しての「きょうだい支援」になり、そして両親にはコミュニケーションを通しての「心の支援」になることを心がけて始めました。

1) 手型足型をつかっての「鯉のぼり」の作品づくり

　最初の訪問では、母親の承諾を得てりょうくんの手型足型を取り、「鯉のぼり」を作成しました。左手に絵の具をつけると手の動きはないものの、表情にやや変化が見られました。

　骨粗鬆症による骨折の危険性があるため、支援員2名で左上肢を固定し、本人に負担なく型が取れるように行いました。足も同様に下肢を固定したのでうまくいきました。

また、妹の手型足型も取りました。「鯉のぼり」の形にするため、うろことして色物や、キャラクター物のシール貼り、母親と妹と一緒に手型足型で「鯉のぼり」を完成することができました。完成後は、「鯉のぼり」の歌を歌うとともに、いろいろな童謡をキーボードの演奏にあわせて歌いました。

2）りょうくん支援学校へ行く

翌年の2019年4月に、支援学校に入学することになりました。「ハチドリの訪問」は入学後も続けることができます。入学式には私たち訪問支援員3名が保護者席へ座り、身内の入学式がごとく堂々と席を取り、りょうくんが入場してくると力いっぱい拍手を送りました。妹は、父兄席の一番前で両親とともに座っていましたが、多くの人がいる中、堂々と後ろに座る支援員に向けて笑顔いっぱいに手をふってくれました。

みんなで記念写真を撮り、学校生活が始まりました。まずは慣れるまでは短時間の学校生活で、徐々に時間が延長されていくことを学校と話をしていると母親から聞きました。母親と妹がつき添い、週に2～3回介護タクシーで登下校されるようでした。

入学後に自宅の訪問を続けていると学校の話をよく聞きました。母親は、「りょうくんは体調もよく、学校生活があってるみたいです」と笑顔で話してくれました。

《 支援学校の運動会 》

1か月後の5月に支援学校の運動会があり出席されたようでした。その様子をご家族が動画で撮影していました。私たちが訪問すると、早速母親が嬉しそうに運動会の内容や、出場した種目などの話をされました。

私たちは、競技の種目や参加状況、応援合戦等をスマホの写真を見ながら、楽しかった様子を聞くことができました。両親と妹が必死で応援している姿が目に浮かび、家族みんなで楽しむことができたんだなと、心が温かくなったことを記憶しています。

《 学校生活と自宅訪問 》

学校が始まってからは、学校に行けない日などに月数回自宅へ訪問しました。この頃、支援員のひとりはST（言語聴覚士）という専門職だったため、りょうくんの顔面、口腔内外のマッサージを行ってくれていました。環境の変化や他の人との関わりによって、りょうくんにストレスが生じているだろうと思い、筋緊張緩和とリラクゼーションを目的に支援を行いました。

訪問の終わりには、オルゴールの上に手を置いて、音の振動を感じたり、耳元で音を楽しんだりしているなど、最後まで筋緊張はなく、穏やかに過ごすことができました。

訪問時には遊びもたくさんしていますが、その間もサチュレーションモニター（酸素の飽和度を測っているモニターを常時つけている）の値は安定しており、体調はよいようでした。逆に、「学校では自発呼吸が見られた」と母親が嬉しい報告をしてくれ、そうすると今後支援の際は、呼吸状態や全身状態の観察を密にしよう、などとすぐに個別な対応を考えられるのも「ハチドリの訪問」のメリットだと感じました。

3）近くの公園まで散歩とシャボン玉遊び

ある日、お天気もよくりょうくんの状態も安定していたため、母親の了解を得て自宅近くの公園まで散歩へ出かけました。

バギーに、人工呼吸器とモニター類をセットし、母親がバギーを押しながら支援員がひとり側に寄り添いゆっくりと移動しました。妹は、みんなと公園へ行くことがとても嬉しかったようで、支援員と手を繋ぎ、早足になったりゆっくり歩きになったり、「ここ前来たことある！」など会話をしながら移動しました。

公園内ではシャボン玉を飛ばして遊びました。最初はうまくシャボン玉をつくれず手間どっていましたが、母親が大小のシャボン玉を上手につくり、たくさんのシャボン玉を飛ばしました。

その飛んでいるシャボン玉を、妹と支援員が両手を広げ「待て待て〜」と声を出して追いかけまわし、手に触れたシャボン玉を両手でパッチンと割ったりして遊びました。シャボン玉に触れる嬉しさで、みんな笑顔で遊びを楽しむことができました。

今度は、みんなでりょうくんの方向へ「行くヨー」と声をかけてシャボン玉を飛ばしました。

りょうくんの顔や目の近くにシャボン玉が飛んできて、支援員が「お母さん、りょうくんの顔にシャボン玉が飛んできたよー」と言うと、母親は「りょうくんごめん、ごめん」と穏やかに笑顔で声をかけながらシャボン玉を吹かれていました。

みんなでめいっぱい楽しい時間を過ごすことができました。りょうくんは穏やかな表情で一緒に楽しんでいるようでした。帰宅後、母親から「こんな散歩は初めてでした」という言葉が聞かれ、支援員として意味ある時間を過ごせたと考えると同時に、私たちも一緒に楽しい気持ちになりました。

4) 妹とのお誕生日のケーキづくり

妹のお誕生日が近いということでスポンジや紙粘土、テープをつかってケーキづくりを行いました。スポンジや紙粘土、テープを土台にし、ビーズ、ドレッシングボール、ピンクや白のホイップ風紙粘土をつかい、それぞれアレンジしてショートケーキを作成しました。

りょうくんは支援員とともに、紙粘土を左手で「こねこねこね……」と手を支えられながら、紙粘土の土台のケーキをひとつつくりました。ふたつ目は、3色のスポンジの中から1色を選んでもらいました。1色1色をりょうくんの目の前で、「これは黄色、これはオレンジ色、これは緑……」と言葉をかけ、まつ毛の動きや唇の動き、顔の動きや表情から反応を確かめ、1色を決めるということを行いました。

土台とするスポンジのうえに、ビーズやピンク・白のホイップの飾りつけをしました。ケーキの完成を母親と妹、りょうくんと支援員が確認し、みんなで「デキタ〜」と歓声を上げました。ケーキを前にそれぞれが楽器を持ち、誕生日のお祝いに歌を歌いました。りょうくんはカスタネットを手の上に置き、支援員が軽くたたいて音を出し、一緒に歌いました。

5) 暑い夏を乗り切るためのうちわづくり

夏の前に、うちわの制作を妹とともに行いました。真っ白な紙をうちわの骨に貼り、折り紙で折った魚を貼りました。オレンジ、青、緑色の絵具を紙に塗っていきました。りょうくんは左手親指と人指し指で筆を持ち、そこに支援員が手を添え、りょうくんの手を支えて、ともにうちわを動かしながら画を描いていきました。絵具の色を選ぶ際、赤や黄色等4色の色から選べるように、一つひとつりょうくんの目の前で確認を行いました。目の動きや左手の指の動きが普段とは異なった動きで反応を知ることができました。また、指に絵具をつけて絵を描く際、左手親指か

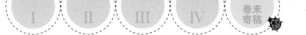

ら小指の各指に「この指かな」と声をかけながら触れると、触れた指に微妙な動きがあるように思われました。目の動きや口元の動きで表情にも変化が感じられました。

6) りょうくんの自宅で「海」を体験

「海」をイメージしてりょうくんの周囲にブルーの布を広げました。サンゴや海草、魚などを海に泳がせ海の中の様子を話したり、海の歌を歌ったりするとりょうくんの目の動きが認められました。顔の表情に変化があり、穏やかな表情が見てとれました。モニター値の変動はありません。

　魚の顔を左手の親指から小指へ順番に触れさせて「魚がお顔をさわっているよ」と声をかけていきました。

「魚釣り」では母親がつくった釣竿を布の中に垂らし、魚を「とった」と声をかけると、妹が喜んで声をあげました。りょうくんにも「とったよー」と魚を目の前に持っていくと、ジーと視点をそこにあわせるように見受けられました。

　りょうくんのところへの「ハチドリの訪問」は、当初考えた通り、遊びをたっぷりと取り入れて、りょうくんができることを見つけてさまざまな工夫でたっぷり遊び、妹とも一緒になって遊ぶことができました。そして、母親から他愛もない世間話からりょうくんとの昔話までたくさんのお話しをお聞きしました。

　遊びをサポートすることを中心とした訪問を続けてきましたが、遊びの魅力のおかげか、伺うほどに本人およびご家族と仲良くなり、思いは募っていき何か友情が深まった気がしています。私たち支援員にとっても、とても楽しく、心地よい時間を過ごしていました。

 ふり返り＆まとめ

　りょうくんは生後まもない時期に、突然人工呼吸器が必要な生活になりました。

　ご両親にとっても両祖父母にとっても大変な不安と命を守らないといけないプレッシャーに押しつぶされそうになったに違いありません。しかしそれを一つひとつ乗り越え、りょうくんを中心とした生活を構築されていました。

　居宅訪問型児童発達支援が始まったきっかけは、もっとりょうくんに遊びや学びの場を増やしてほしいというご家族の希望があったからです。遊びや学びが始まると母親や妹も一緒になって楽しむことができます。一緒に楽しむことで家にはより一層の笑顔が溢れ、楽しい声が響く温かい環境になっていきます。そしてもっと多くのことをりょうくんに経験してほしい、させてあげたいという感情もどんどん溢れてきます。それは支援学校へ通う意欲や外出する意欲につながっていきます。

　そうしてりょうくんが訪問を卒業される頃には新しい環境に繋がる準備ができ、これからも新しい世界をもっと広げていくと感じました。

❹ はるまくん編 ・・・・・・・・・・・・・・・・・・・・・・・・・・・・・・・・・・・・・・ 田中純子（教員、言語聴覚士）

❹-1 心臓に重い障がいを負って生まれたはるまくん

　はるまくんは出生時に心音に異常があり、検査で心臓に穴が空いているということが分かり、心室中隔欠損症との診断を受けました。退院3か月後には心筋炎で心停止のため救急搬送され、手術はせずにICU（集中治療室）で2か月過ごした後に退院しましたが、感染のリスクがあるためあまり外出せずに過ごしていました。

●はるまくんとの出会い

　私が出会ったのは、はるまくんが2歳の時でした。「ハチドリの訪問（P99）」に行くまでは、5歳上の姉はいるものの、日中母と過ごす時間が多く、他人との接触や外部刺激が少ない環境でした。電車、車や「はらぺこあおむし」が好きでしたが、興味は限られていて、支援員が訪問してもひとり遊びで過ごす場面が多く、毎回支援員に慣れるまで時間を要する状態でした。

　母親からの主訴は、言葉の遅れがあるとのことでした。言語面は、指差しはあるものの表出としては2～3語で、要求が通らない時には言葉にならずイライラすることもありました。

　おしゃぶりが手放せずにいました。2年後に姉と同じ幼稚園への入園を希望しておられ、親戚や他の子どもを見ると焦るし不安になる、話していることのどこまで理解できているのかが分からないと不安を話しておられました。

　はるまくん自身を見て、新しいものや人に出会うと怖がってなかなか慣れないこともあり、同年齢の子どもたちと比べると、他者に関わることや遊びの経験値が少ないと感じました。感触遊びや身体を動かすこと、他人と時間や場面を共有できる時間をつくることを意識して、たくさんの経験をはるまくんに重ねてもらう遊びを工夫して提供しました。

❹-2 はるまくんへのさまざまな遊びの提案

　実際に行った遊びは、身体運動を中心にしたボール投げや、全身をビリビリ破いた新聞紙で隠して飛び出す遊び、秋には画用紙で作成した芋や、本物の芋をつかって一緒に引っ張って、芋掘りなどをしました。

　感覚遊びでは、粘土やぷよぷよボールをさわったり、つぶしたり、シャベルやスプーンでビーズやビー玉をすくったり、紐通しなど手先を使用する遊びをくり返しました。

　季節を感じるために、季節のイベントの制作活動やはるまくんが興味のあるモチーフを使用して壁飾りの制作をしました。

　父親が帰宅した際に、そのような制作物は、父親が帰宅した際などに、はるまくんのその日の様子を家族全員で話題にできる会話ツールとなることもありました。制作物では、手に糊がつくと嫌がって制作活動が止まってしまうこともありましたが、慣れてくると糊が指につかないように気をつけながら扱うことができていました。

●遊びを通じて得られた発見

　その他にも絵本読み聞かせ、自由遊びではシャボン玉やカード遊び、パズル、言葉の練習では

リズムや音楽を使用した遊びを行いました。積み木や絵本などを見せて色を尋ねると、言葉にはならないものの同じ色を指差し、「赤は？」「黄色は？」と聞いていくと、部屋中の色を指差してまわったり、着ている服を指差したりと、内言語（声や音声になって外には表れない言語）は存在するようでした。

　母親に伝えたところ「そうなんですか？」と驚かれることが何度かありました。

　絵本読み聞かせでは、年齢に適した絵本ではるまくんが興味をもちやすいものを中心に選択すると、大好きな車や電車が載っているお気に入りの絵本を見つけることができました。

　絵本の内容にそって大きなりんごを一緒に制作し、一緒に声を出しながら動作を真似すると大変気に入った様子でした。母親から、私たちの訪問以外の時にも、ひとりで動作模倣をくり返しているという話を聞くことができました。

　また、次に支援員が訪問した際に、「りんごどすーん、と一緒にやったね」と言うように、りんごを落とすジェスチャーを一生懸命に示してくれました。同じ絵本でも見るたびに細かいところに気づいて指差しで教えてくれるようになりました。同じ絵本を一緒に楽しむ時間が増えていきました。

❹-3 遊びを通じてはるまくんが変化していく

　訪問の回数を重ねるごとに、はるまくんは支援員との遊びにも慣れてきたようで、訪問時にカバンの中からお気に入りのおもちゃを取り出して、「これで遊ぶ」と要求してくるようになりました。はるまくんの記憶力は長けており、絵あわせカードでは動物のカードをよく記憶し、カードの裏に書いてある小さな絵を指差し、「ガオー！」というジェスチャーで「ライオンがいる」と教えてくれたりしてくれるようになりました。

　開始当初は遊びの途中で飽きてしまい、母親におやつを要求したりして中断したり、終了することも多かったのですが、徐々に集中できる時間が増えていきました。

●母親の悩みの吐露

　訪問を重ねていくことで、母親から、このままはるまくんの言葉が出なかったら普通の学校には行けないのではないか、知的に遅れがあるのでは、などの悩みを聞くようになりました。

　支援員としても安易な返答はできない内容でしたが、色や数、こちらの言っていることに対する指示などの言語理解はできていることから、知的な遅れはあまり感じないことや成長のしかたがゆっくりの子どもさんもおられるという話をさせていただきました。

　秋頃には、母から「来春から幼稚園に行こうかどうか迷っている、集団の中に入ってやっていけるのか、子どもと過ごせる時間も今だけだし、感染等の心配もあるので、このままもう1年自宅で過ごしたほうがいいのか……」というお話も聞くようになりました。

●はるまくんの変化

　この頃、紛失をきっかけにおしゃぶりを外すことに成功しました。「何日かは泣いて大変だったがしだいに忘れたみたい。やればできるんですね」と、母親もはるまくんの成長に自信をもたれた様子でした。

　支援員同士でも発語に関して話しあった結果、少しずつ今までとは違う音声が聞けるように

なってきていることや、はるまくん自身が支援員に対して要求などしてくるようになったこともあり、様子を見ていろいろな遊びを継続して重ねていくことにしました。

　長期休みで姉が在宅している時は、姉も居宅訪問を楽しみにしているようでした。同じ内容でそれぞれの年齢で楽しめることを考えて支援をしました。

　姉ははるまくんをリードするような形で参加し、はるまくんが苦手な動作を助けたりしていました。母親ははるまくんの療育なのに、と遠慮がちな時もありました。でも私たちは、できるだけ一緒に遊べる時間をつくっていくように意識して訪問しました。

　この頃から、ミニカーを離れた場所でお互いに走らせてやりとりをしたり、ボールの転がしあいなどをしたり、いろいろな動作がスムーズにできるようになっていきました。

❹-4 音楽やリズムをつかって発語や理解を促す

　12月頃に母親から「70倍の競争率の幼稚園にあたったので、来春から入園しようと思う」との話がありました。言葉のようなものは増えているものの、まだはっきりはしておらず、集団のなかでやっていけるかどうかと心配しておられました。

　同時期に別の刺激を提供する目的で支援員の交代があり、発語の目的で音楽やリズムを使用した遊びを加えました。

　母音の発声練習では照れくさそうに母親の後ろに隠れながら、口の形を真似していました。次に来る言葉の予想などもすることができていて、絵を見ながら同じような声を出そうと試みていました。

●はっきりした言語表現

　マラカスで言葉とリズムをあわせるカリキュラムでは楽しんで行っている様子で、訪問がない時にもひとりで練習しているとのことでした。

　マラカスには果物や野菜の種類があって、「りんごを取って」の指示ではりんごを取ることもでき、歌にあわせて合図で箱の中に返却することもできていました。音楽を担当していた支援員からは、母親に対して「入園後に環境の変化に応じようと頑張って、自宅でイライラすることもあると思うが、受け止めてあげてほしい」とアドバイスがありました。

　最初の頃はおもちゃの片づけが全くできず、「片づけよう」という支援員の話も聞いていないことが多かったですが、終了時には「片づけよう」という言葉で自ら片づけることができるようになっていきました。

　音楽をつかった取り組みを導入した時期から、はっきりした言語表現も出るようになり、事物を示しながら2音節の表現をするようになってきました。表現したことが伝わると嬉しいようで、言語が少しずつ増えていきました。訪問時には、いろいろな物を見て指さして「○○」と支援員にくり返し教えてくれるようになりました。

❹-5 訪問の終わりに、母親ときょうだいの変化

　訪問終了頃には、母親からは「ひとりの時間ができるので、習いごとを再開してリフレッシュできる時間をつくりたい、どうなるかは分からないがとりあえずチャレンジしてみる」という入園に対する不安よりも希望の言葉を聞くことができるようになりました。

　万が一体調不良などで登園できなくなった際には、「ハチドリの訪問」が再開できることや、成長した様子をまた見たいことなどを支援員からもお伝えしました。

　きょうだいの変化として、訪問終了時には取り組みへの落ち着きや、弟への心づかいなど、姉の成長も感じることができました。

　このことから居宅訪問では対象になる子どもだけでなく、きょうだいで一緒に遊び、学ぶ時間の提供もできることを感じました。

- -

🦋 ふり返り&まとめ

　訪問回数は合計 48 回。使用した絵本は 15 冊。入園後に様子を見に訪問したところ、支援員のことを覚えているが久しぶりで恥ずかしかったようで、母親の後ろに隠れながら挨拶してくれました。幼稚園には元気に通園しており言葉も増えている様子でした。

　限られた幼少期の時間を一緒に過ごし、家族の不安に寄り添い、サポートすることができる居宅訪問の制度は子どもや家族にとっては大切だと感じた経験でした。

- -

❺ かずきくん編 ・・・・・・・・・・・・・・・・・・・・・・・ 麻生留里子（臨床心理士、公認心理師）

❺-1 神経系の難病とともに生きるかずきくん

　かずきくんは、5 人きょうだいの長男です。大学生のお姉ちゃんと中学生の弟がひとり、小学生の弟がふたりいます。周産期に異常はありませんでしたが、生後 1 か月の時に眼球がけいれんしたようになる眼振の症状があり、またその後は発達が進まず 1 歳 3 か月の時に「ペリツェウス・メルツバッハー病」という神経系の難病だと診断されました。

　就学前は地域の療育施設に通い、小学校からは支援学校に通学していました。重度の痙性麻痺（けいせいまひ）があり会話は難しいですが、表情は豊かで笑ったり嫌な顔をしたりするなどで意思表示をしていました。

　高校 1 年生の 2017 年 12 月、病状が悪化し救急搬送され一命を取り留めましたが、重篤な脳障がいが生じ人工呼吸管理が必要になりました。また、腸管機能が障がいされ回復不能な状態になり、2018 年 5 月には長期生存は難しいことを主治医より両親へ告げられました。

　このような状態の中、両親と主治医や看護師との間で施設移行か在宅移行かという話しあいがくり返し行われ、最終的には両親が最期は自宅で家族と一緒に過ごすことを選択され、在宅移行に向けた準備が進められました。

●看取りを踏まえた訪問

　2018 年 9 月中旬、退院予定日の 4 日前に主治医と相談支援専門員より依頼がありました。主治医からは、余命 3 か月程度（早ければ 1 か月）、子どもとしての楽しい時間を提供してほしいと伝えられました。「ハチドリの訪問（P99）」としても、私にとっても初めての看取りのケース。

依頼があった日からどのように関わるのがよいのか、私にできるのか、最期を迎えた時耐えられるのかなど不安な気持ちや迷いでいっぱいでした。

退院から10日後、初めてかずきくんの自宅を訪問しました。母親が出迎えてくれかずきくんがいる2階に案内され、初めてかずきくんと会うことができました。人工呼吸器につながれ、医療機器に囲まれ、反応は乏しくベッドに寝たままのかずきくんですが、今を懸命に生きていることが伝わってきました。

両親は在宅移行後間もない時期で緊張感が高く、そのかずきくんの生活を支えようと病院で指導されたことをやりこなすことで精一杯といった様子でした。この初対面の日、かずきくんと両親の姿を見て、私の中で「私自身もかずきくんと一緒に1回1回の訪問を楽しもう」と覚悟が決まりました。時間が限られており支援せずに終わることはしたくないとの思いから、支援員の調整を急ぎ翌週からの訪問を目指しました。

❺-2 最後の時間をイベントで楽しむ

看護師2名、保育士1名と私の4名が2名1組になり、2018年10月初旬から支援を開始しました。制度上、月10日まで利用可能であり、両親からの希望もあり、可能な限り多くの楽しい時間をかずきくんと共有できるよう週1日から多い時には週3日訪問しました。

かずきくんは医療機器や身体的な理由でベッドから移動して遊ぶことは難しいため、ベッドに寝たままの状態での活動になります。このような状態でもかずきくんと一緒に遊べるように遊び方や道具などを工夫し、感触遊びや制作、音楽、タッチケアなど五感に働きかける活動を行いました。

そして、常に緊張や表情、呼吸状態などかずきくんの反応やモニターの数値を見ながら遊びを展開し、その中でかずきくんの落ち着くことや好きなこと、苦手なことや嫌いなことなどを探っていきました。

訪問中は遊びの内容によって興奮したり、刺激が強く驚いたりして一時的に脈拍が上昇することもありましたが、比較的安定した状態で過ごすことが多く、このことは訪問看護の方々も把握していました。訪問看護の時間からの引継ぎの際にアラームが鳴り、少し不安定になっていても「ハチドリさんが来てくれたから、後は落ち着いてくると思う」と両親へ伝えられていました。

●家族それぞれに見られる変化

また、病状が重く急変の可能性があることと楽しい時間を家族と共有する意味でも、常に家族の誰かに同席してもらい、時には一緒に活動を行ってもらうようにも心がけました。

母親は在宅移行を一番希望していたと聞いており、初回訪問からとても楽しそうに一緒に活動に参加してくれました。

在宅移行をなかなか決断できなかったと聞いていた父親も、初回訪問の後半には様子を見に来てくれ、写真を撮ってくれました。回を重ねると父が同席してくれることが多くなり、毎回どんな活動をするのか、どんな道具が出てくるのかと「ハチドリの訪問」に興味を示されていました。

また、入院中は病棟に入ることができなかったきょうだいも、自宅ではかずきくんと一緒に遊ぶことができました。約9か月ぶりのかずきくんとの自宅での生活。看取りの状態ということできょうだいも不安でいっぱいだったと思われますが、私たちが訪問していると自然とかずきくん

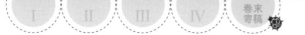

の周りに集まってきて、一緒に遊んだり活動を手伝ってくれました。

次第にきょうだいから遊びのリクエストも出始め、家族と一緒に次回の活動の予定を立てることも多くなり、家族で「ハチドリの訪問」を心待ちにしてくれていることを感じました。

●クリスマスパーティー

12月中旬、クリスマスも過ごせそうだと感じた時、家族全員そろってのクリスマスは今年が最後になるため、クリスマスに家族で何か思い出に残ることをしたいと考え始めました。当初12月25日は訪問の予定はありませんでしたが、支援員を調整し両親に追加訪問の相談をすると即了承いただけたため、クリスマスパーティーの準備を進めました。

クリスマス当日、父親にサンタになってもらおうとサンタの衣装を準備して訪問しましたが、父親の姿はなく、母親に確認すると外出中で間もなく帰ってくるとの返事でした。

しばらくして、父親が帰宅し「今日はお父さんにサンタになってもらおうと思って、これ（衣装）持ってきました！」と言うと、恥ずかしそうにはしていましたが断るわけでもないため着替えを促しました。

着替え終わると、まだかまだかと早くみんなに見せたい様子で、ふすまを開けて登場してもらうとサンタの衣装がとても似合っている父親でした。サンタ姿でかずきくんと顔を並べ2ショット写真を撮りましたが、その時の父親のとても嬉しそうな表情が忘れられません。

その後は、家族で記念撮影をしたり、支援員からのプレゼントの手づくり楽器をつかって家族みんなでクリスマスソングを合奏したり、とてもにぎやかなクリスマスパーティーとなりました【図11】。

始めサンタ姿になることを恥ずかしがっていた父親でしたが、すっかり気に入ったようで支援員が片づけ始めても、父親はサンタの衣装を着たまま脱ぐ素ぶりも見られなかったため、支援員から「そろそろ」と声かけをしてようやく脱いでもらいました。

終始とてもにぎやかな時間でしたが、訪問中やその後のかずきくんの状態は落ち着いており、かずきくんにとっても家族と一緒に充実した時間を過ごせたのではないかと感じました。

そして、次の訪問の時には写真を現像し、きょうだいも一緒に一人ひとり台紙に写真を貼った後、思い思いにデコレーションしました。父親のサンタ姿の顔をあえてシールで隠す四男や、小さな鈴を写真につけ動かすと鳴るように工夫する三男など、それぞれのきょうだいらしさが表現された作品ができあがりました。

最後はみんなのものをつなげてガーランドにし、かずきくんから見えるように足元の上に吊るしました。このガーランドはずっと飾られており、学校の先生や訪問看護師などかずきくんの支

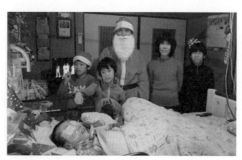

【図11】クリスマスパーティー

サンタの衣装をまとったお父さんを囲んで、みんなで記念写真。

援に来られる方々にもクリスマスパーティーの楽しさが伝わったようです。

● 雪だるま制作

　主治医からは「年を越せるか？」と言われていたこともあり、2019年を家族そろって迎えられるか否かと私自身が落ち着かない状態で年末年始を過ごしていました。1月4日を新年初回の訪問予定にしていましたが、それまでに何も連絡もなかったため無事に過ごされていると思い、新年も訪問できる喜びとともに自宅に向かいました。

　しかし、玄関にはいつも以上に靴があり、2階へ上がる階段の途中でも何かいつもと違う雰囲気を感じました。2階へ行くと家族全員そろっており、また学校の先生や訪問看護師もいました。昨日から胸のあたりをサポートしないと不安定な状態になり、訪問診療の先生からは「肺がもうダメになってきていると言われた」と父親から聞きました。学校の先生や訪問看護師は私たちと入れ替わりで帰ったため、新年初回の訪問は家族全員がそろう初めての訪問時間となり、先ほどまでの状況とは異なり、かずきくんは比較的落ち着いた状態で過ごしました。

　新年2回目以降は、2019年を両親ときょうだい5人がそろって迎えられた記録として何か形に残したいと思い活動内容を考えました。いろいろ悩んだ結果、デコレーションボールやモールをつかって雪だるまをつくり、それを家族に見立てて置物をつくることにしました。

　始めはかずきくんと父で家族分の雪だるまを選び、きょうだいが集まってくると、それぞれに顔を書いてもらったり、ボタンなど装飾を選んだりして、家族それぞれの雪だるまをつくってもらいました【図12】。母親は途中経過を見ていませんでしたが、できあがった雪だるまを見て一発でそれぞれの家族をあてていたので、しっかりと特徴が捉えられていたようです。

　2日かけてつくられた雪だるまの置物は、かずきくんの脇にある棚に飾られ、その後もリボンがつけられたり装飾が追加されるなど家族の思いが詰まった大事なものとなっていました。

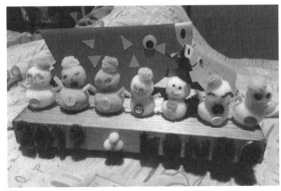

【図12】
カラフルな雪だるま
家族の特徴を捉えた雪だるま。
白、青、ピンク、黄とカラフル。

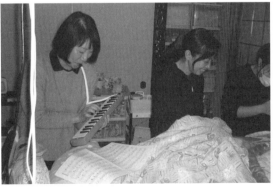

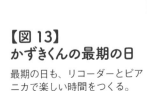

【図13】
かずきくんの最期の日
最期の日も、リコーダーとピアニカで楽しい時間をつくる。

❺-3 かずきくんが最期の日を迎える

　最後の訪問となる前の訪問の帰り、母が玄関まで見送りに来てくれました。そして「いつもかずきを楽しませてくれて、ありがとうございます」とおっしゃってくれました。最近の様子からそろそろ最期が近づいていると思いながら訪問していましたが、母からの言葉に改めてその日が近づいていることを実感しました。

●音楽が空気を変えた

　新たな週を迎え訪問することができましたが、2階へ上がる階段の途中からアラームが鳴り続けていることに気づきました。かずきくんの部屋へ行くと、すぐに父親から「昨日から状態が悪いので、今日は遊べないかも……」との言葉でした。

　両親から週末の様子をうかがっている最中に訪問診療の医師が来られ、血液検査の結果から大変厳しい状態であることが告げられました。医師が帰ると、母親から「それでは、楽しい時間をお願いします」と私たちへ引き継がれました。

　アラームが頻回になっていたため、まずはゆっくりと手へのタッチから始め、少し落ち着いた頃訪問教育のため学校の先生が来られました。初回訪問時もそうでしたが、これまで何度か先生と一緒になることがありそれぞれの活動をサポートしながら過ごすこともありました。この日も以前先生とやった「ピタゴラスイッチ」の音楽をコラボできたらと思い、先生のリコーダーと合奏できるようにピアニカを持って行っていましたが、かずきくんの状態から静かに過ごすほうがよいのではと私は演奏することをためらっていました。

　しかし、父親からの促しで先生も一緒に「ピタゴラスイッチ」の演奏をすると、それまでの重い空気から一気にいつものように楽しい時間に変わりました【図13】（P121）。

　その後は、訪問教育のプログラムを手伝いひと通り終えてからしばらくすると、モニターの数値が下がり始め一時緊迫した状態になりました。訪問看護の時間になり、状態が持ち直したところで様子を見ることになったため、後ろ髪を引かれる思いで自宅を出ました。

　そして、自宅を出てから1時間半後、母親からかずきくんが亡くなったとの連絡がありました。家族みんなに見守られかずきくんが息を引きとったのは、私たちが出た約30分後のことです。すぐに関わっていた人たちに連絡をし、かずきくんに会いに行きました。医療機器がすべて外された状態のかずきくんがいつものベッドに寝ており、体に触れるとまだぬくもりが十分に感じられました。

　10月から開始したかずきくんへの「ハチドリの訪問」は、この日27回目の訪問で終了となりました。

●お別れの日

　お通夜と告別式に参列しましたが、大きく口をあけて素敵な表情をしているかずきくんが出迎えてくれました。お通夜が終わると父親から「飾っていますよ」と伝えられました。始め何のことかよく分かりませんでしたが、祭壇を見ると遺影の両脇にクリスマスツリーや雪だるま、鬼の帽子など「ハチドリの訪問」の思い出が飾られていました。

　かずきくんの側に、それだけ重要な位置づけとして飾られていたことがとても嬉しかったです。

また、告別式で本当に最期のお別れの時、棺の蓋を開けると家族の思い出とともにかずきくんの足元から上半身まで「ハチドリの訪問」の思い出がたくさん詰められており、それを見てさらに涙が溢れてきました。

祭壇に飾られていたクリスマスツリーと雪だるまは、家族の意向で自宅に残しておくことになっていました。25回目と26回目の訪問で作成した「鬼の帽子は、どうする？」と四男が父に尋ねると、父は私の方をちらっと見て「被ったらいいやん」と答え、父の手でかずきくんの頭に被せられました。そして、「ハチドリの訪問」としては節分をする予定だった日に、手づくりの鬼の帽子を被ってかずきくんは旅立ちました。

●お別れの後で

かずきくんとお別れした後も度々自宅を訪問しています。初めは告別式から2週間後でした。これまでの疲れが出ていないだろうかと心配しながらうかがいましたが、スッキリとした表情の両親がいました。

入院前のかずきくんの話をうかがったり、在宅生活や「ハチドリの訪問」の時間をふり返ったり、両親から訪問中にはなかなか聞けなかった話をうかがう中で、かずきくんはかずきくんらしく生き抜き、その生活を両親が懸命に支えやり遂げた達成感のようなものを感じました。

また、できるだけきょうだいがいる時間を狙って、おもちゃも持って行くようにしています。宿題を見守り終わったら持って行ったおもちゃで遊んだり、弟が用意したもので遊んだり、時には父も夢中になって遊ぶこともあります。このような関わりが、家族や私たち支援員のグリーフケアにもなっているのではないかと思っています。

両親が在宅移行を決断したことで、「ハチドリの訪問」が関わることが可能になり、その中で私たち支援員も毎回とても貴重な時間を共有させていただきました。結果的に息を引き取る2時間前まで「ハチドリの訪問」として楽しい時間を提供できたことは、大変貴重な体験となっています。不安定な状態になりながらも最期の日も一緒に過ごせたことは、かずきくんが最期まで楽しい時間を過ごすために「ハチドリの訪問」を待っていてくれたのだろうか、また楽しい人たちとは楽しい思い出で締めくくりたいと見送ってくれたのだろうかと思っています。

そして、最期の日の母親の言葉や父親の促しは、かずきくんのその思いを私に伝えてくれていたのだと思います。残された時間が限られている中、かずきくんや家族は最後まで"死"ではなく"生"を意識していました。

🦋 ふり返り＆まとめ

かずきくんへの支援を通して「ハチドリの訪問」は、緩和ケアの状態の子どもと家族にも重要なものであることを確信しました。また、かずきくんへの関わりを通して、子どもの発達をどのように捉えるか、最期をどのように迎えるか、そして私たちに何ができるのかについて改めて考えさせられました。

かずきくんの支援を経験したからこそ得られたことも多く、これを今後の活動や支援にも活かしていきたいと考えています。

小児緩和ケア児に携わる方に知っておいてほしい
「子どものグリーフ」について・・・・・・・・・・・・・・・ 瓶子昌平 （スピリチュアルケア師）

●悲しみ嘆くだけではない「グリーフ」

グリーフとは、深い悲しみ、悲嘆、苦悩などを示す言葉ですが、必ずしも悲しみ嘆くことだけをさす言葉ではありません。そして、何らかの喪失によってグリーフを感じるのはごく自然な反応です。

また、グリーフの度合いは「泣いているから深い」あるいは「涙を見せないから浅い」というものではありません。泣けないほど悲しみが深いという悲嘆反応もあることを知っておく必要があります。

●子どもが抱える不安

このような悲嘆反応は、大人特有のものではなく、子どもも大人と同じように感じています。ただし、その反応のしかたは悲しみだけでなく、怒りや後悔、無気力を始め、多種多様な行動として表されます【図14】。

一方、小児がんを始めとする病気の子どもは、その治療による長期入院や苦痛をともなう症状により、これまでの生活が一変します。そして治療終了後も学校生活の不安や進学、就職などへの不安が生じるとされています。病気の子どもが抱えている代表的な思いを示します【図15】。

●長期入院の子どもの胸の内

とくに入院や長期間の治療を余儀なくされた子どもにとって、病棟での体験は非日常的なものです。苦痛をともなう医療的処置や治療から生じる外見上の変化などに対する喪失感情をもたらし、そのボディーイメージの変化から、健康な友人への羨望、交際相手に対する気づかいが生まれ、あえてその相手と距離を取ることもあります。

また、治療の過程で学校での学びが分断されることにより学力不振に陥り、学習活動への意欲や自尊心の低下も懸念されます。入院前の学校生活とは異なり、集団での活動が制限されやすい病棟生活では、友だちと同じ行動が取れないことにストレスを感じたり、子ども同士が関わることで育つ社会性の獲得も妨げられやすくなったりします。

他の子と同じように遊べず「なぜ自分はできないのだろう、もっとみんなと遊びたい」、お菓子や甘いものなどの「好きなものが食べられない」という理由でストレスを抱え込んでしまったりする可能性があります。他にも肉体的な痛みや苦しさに耐えていることも多々あります。

●子どもの気持ちを表出できる環境づくり

病気の子どもに対する必要な支援としては、大きくふたつのことが考えられます。

ひとつは、生活の再構築や調整に対する支援です。とくに10代の子の場合、学校生活を送ることが日常の大半を占めていると思われます。

しかし、病気を抱えた子どもの学校生活は、体力や体調を考慮した学校行事への参加、周囲

の視線に対する心構えが求められます。

また、進学・就職・結婚などにおいては、その都度ごとに病気の説明や対人関係の再構築を図ることが求められます。

もうひとつは、自身の人生を歩んでいこうとする姿勢を自分で支えることが必要です。自身の病気体験を「貴重な体験だと思う」「視野・考え方が広がった」「人の痛みが分かるようになった」と肯定的に捉えている子どもや、そのような体験をした大人は多くいます。

その一方で、「病気になったのはしかたがないと諦めている」と治療にともなう身体的・生活上の変化を受け入れ、自身が描いていた未来の多くを諦めてストレスをため込んでいる子どもがいることも事実です。

そのような子どもの気持ちを表出できる環境づくりや、生活面での楽しみや希望をもてる支援が求められます。

【図14】 子どものグリーフの特徴（大人との違い）

- ものごとの理解、とくに「概念(死)の理解」は発達段階により異なる。
- 成長過程の中で喪失が理解(受容)されていくため、発達にともなった悲嘆の再体験をする。
- 喪失体験は過去のことでも、反応は現在進行形。
- 行動化、身体化されやすい（遊び、身体を通して表現することが多い）。
- 物事を一般化・他の事象にもあてはめて考えがち（病院に行く=死ぬと捉える）。
- 震災後の津波ごっこ、交通事故の後のミニカー遊びのような「再現遊び」によって自分なりに理解しようとしている。

【図15】 病気の子どもの声（代表的なもの）

大きな疑問
- 薬が効かなかったら、どうなるの？
- このまま死んじゃうの？死んだらどうなるの？
- 天国って、どんなところ？

他者との違い
- どうして自分だけこんな病気にかかったの？
- どうして自分だけ再発したの？
- どうして自分は他の子と違うの？

非日常からの脱却
- 他はどこも悪くないから学校に行きたい。
- 病気が治らないなら家に帰りたい。
- こんなつらい治療なら死んだほうがいい。

≪参考資料≫

岡崎，合田，西田小児緩和ケア児の「生きる体験」を支える支援者用ガイドブックの開発 HP
（https://ikirutaiken.com/），2018～
日本小児科学会 HP（https://www.jpeds.or.jp/）
（医療におけるこども憲章：2022）
日本小児看護学会 HP（https://jschn.or.jp/）
日本育療学会 HP（https://nihonikuryo.jp/）
ICPCN 憲章（http://www.icpcn.org）
ACT/RCPCH, A guide to the development of children's palliative care services, R.Hain,A.Goldman,et al Oxford Textbook of Palliative Care for Children, 3rd（2021）
日本ホスピタル・プレイ協会 HP
（https://hps-japan.net/）
チャイルド・ライフ・スペシャリスト協会 HP
（https://childlifespecialist.jp/）
日本療養支援士協会 HP（http://kodomoryoyoshien.jp/）
Tomomi Goda, Chinatsu Nishida, Shin Okazaki: Structures of "experiences of living" in children undergoing home palliative care and their families based on narratives of mothers of the children, 13th International Nursing Conference, 2021
西田千夏，母親の内省と子どもへの応答性に関する質的研究－母親へのインタビュー分析から－，チャイルド・サイエンス，10：44-48, 2014
岩出まり子：NICU・小児科からの退院指導で工夫すべき項目と社会資源の活用，地域連携入退院と在宅支援 8（2）2015
西尾 恵美：小児在宅医療 多職種支援の実践報告 生活と医療をつなげる「遊びの支援」，こどもケア 11（1），2016
平賀健太郎：病院内教育に関する基礎知識 病弱教育とは入院中および地域で暮らす病気の子どもを支える教育システム，小児看護，39（11），2016
板倉寿明：重度・重複障害者の教育，坂本 裕編著，特別支援教育ベーシック，明治図書，2021
副島賢和：はなれていても，だいじょうぶ 今こそ伝えたい，院内学級で教員として学んだこと，学研教育みらい，2020
副島賢和：あのね，ほんとうはね 言葉の向こうの子どもの気持ち，ヘルス出版，2021
高塩純一：重い障害のある子どもたちの支援を再考する 本人さんはどう思ってはるんやろ…
日本重症心身障害学会誌 45（1），2020
中西 良介：居宅訪問型児童発達支援の課題と今後に向けて，難病と在宅ケア 25（1），2019

多田羅竜平：子どもたちの笑顔を支える小児緩和ケア，金芳堂，2016
松岡真里：小児看護と看護倫理，Ⅱ章日常の看護場面での倫理的課題，へるす出版，2020
Kübler-Ross：死ぬ瞬間の子どもたち，川口正吉訳，読売新聞社，1982
バージェス，ロック："The Family：From Institution to Companionship", 1954
松平千佳：遊びに生きる子どもたち－ハイリスク児にもっと遊びを－ 金木犀舎，2020
船戸正久：新生児の緩和ケア，日本小児科学会雑誌，116（1），2012
松平千佳（続著）：ホスピタル・プレイ入門，建帛社，2010
松平千佳（続著）：実践 ホスピタル・プレイ，建帛社，2012
中田洋二郎：親の障害の認識と受容に関する考察－受容の段階説と慢性的悲哀－早稲田心理学年報第 27 号・抜刷西暦 1995
前田浩利：小児在宅医療の新時代のために 訪問看護と介護 17（3），2012
奈良間美保：「小児在宅ケアガドライン」の意図と提案 訪問看護と介護 17（3），2012
五十嵐隆，他：ガイダンス 子ども療養支援．中山書店，2014
上出香波，齊藤政子：小児病棟における保育士の専門性に関する検討－医療保育専門士への面接調査を通して－，保育学研究，52（1），2014
笹川拓也，他：医療における保育の必要性と課題，川崎医療短期大学紀要，30，2010
リチャード・H・トムソン，ジーン・スタンフォード著，小林登 監修，野村みどり監訳：病院におけるチャイルドライフ－子どものこころを支える"遊び"プログラム．中央法規，2000
岡崎伸：小児緩和医療 - 包括医療としての取り組み，小児科診療，75：1227-1232，2012
岡崎伸：こどもの専門医療医師がのぞむ Special Care for Special Kids，難病と在宅ケア，21，2016
岡崎伸：難病の子ども達への発達支援とあそび：新規の居宅訪問型児童発達支援に期待すること，難病と在宅ケア 25（1），2019
岡崎伸：難病の子ども達への発達支援とあそび：新規の居宅訪問型児童発達支援に期待すること，難病と在宅ケア 25（1），2019
一般社団法人重い病気を持つ子どもと家族を支える財団：ひとすじの光 喜谷昌代の生涯，文藝春秋企画，2021

《編集・執筆者プロフィール一覧》

編集・執筆（研究代表者、分担研究者）

●岡崎 伸（医師）
大阪市立総合医療センター
小児脳神経内科 / 小児言語科　部長
一般社団法人スペシャルキッズサポート振興協会　理事
関西国際大学（子ども学専攻）　非常勤講師

●合田友美（大学教員、看護師）
千里金蘭大学 看護学部看護学科 小児看護学 教授
千里金蘭大学大学院 看護学研究科 教授

●西田千夏（大学教員、看護師）
藍野大学　医療保健学部看護学科 小児看護学 准教授

執筆（文部科学省研究、研究協力者）

●副島賢和（大学教員、教師）
昭和大学大学院保健医療学研究科　准教授
さいかち学級（昭和大学附属病院内）担当
NPO 法人 Your School　理事

●平賀健太郎（大学教員）
大阪教育大学　教育学部　特別支援教育講座 准教授
（特別支援教育、病弱児教育）

●高塩純一（理学療法士）
社会福祉法人びわこ学園医療福祉センター草津

●西尾恵美（看護師、ホスピタルプレイスペシャリスト）
訪問看護ステーションめぐみ（大阪発達総合療育センター）

●岩出るり子（看護師）
（有）訪問看護ステーションみらい　代表取締役社長

●中西良介（介護福祉士、医療的ケア児等コーディネーター）
株式会社ノーサイド　代表取締役社長
一般社団法人スペシャルキッズサポート振興協会 理事

●麻生留里子（臨床心理士、公認心理師）
株式会社ノーサイド
ハチドリノーサイド都島　管理者

●重山直子（音楽療法士）
ハチドリノーサイド都島　訪問支援員
日本音楽療法学会認定音楽療法士

●堀 純子（保育士）
ハチドリノーサイド都島　訪問支援員
（一般保育園、病棟保育士、
児童発達支援事業での勤務経験）

●河本鈴代（看護師、ホスピタルプレイスペシャリスト）
かわもと耳鼻咽喉科クリニック
一般社団法人スペシャルキッズサポート振興協会
ハチドリノーサイド都島　訪問支援員

巻末特集執筆

●田中純子（教師、言語聴覚士）
特別支援学校教員

●竹下みどり（看護師）
元大阪市立総合医療センター（小児看護、他）
元ハチドリノーサイド都島　訪問支援員

●河村雅美（看護師）
重症心身障がい児童デイサービス　Ｒｉｃｏｒａ　代表
元ハチドリノーサイド都島　訪問支援員

●瓶子昌幸（スピリチュアルケア師）
ノックオンザドア株式会社
一般社団法人 SAChi プロジェクト、
一般社団法人スペシャルキッズサポート振興協会 理事

家族の声・専門家の体験から学ぶ

小児緩和ケア児と家族支援のヒント

2023年3月31日　初版発行

編著者‥‥‥‥岡崎伸・合田友美・西田千夏

発行者‥‥‥‥塚田太郎

発行所‥‥‥‥株式会社大和出版

　東京都文京区音羽1-26-11　〒112-0013
　電話　営業部03-5978-8121／編集部03-5978-8131
　http://www.daiwashuppan.com

印刷所／製本所‥‥‥日経印刷